AF377297

VI. Internationaler Congress für Hygiene und Demographie zu Wien 1887.

Unter dem hohen Protectorate Sr. k. und k. Hoheit des durchlauchtigsten
Kronprinzen Erzherzog Rudolf.

Heft Nr. XXIX.   Cahier N° XXIX.

ARBEITEN
der
DEMOGRAPHISCHEN SECTION.
(IV. demographischer Congress.)

Travaux de la Section de Démographie.
(IVème Congrès de Démographie.)

8. Thema.   **8° Question.**

I.

Les naissances illégitimes en France et dans quelques pays de l'Europe.

Par le docteur

Jacques Bertillon

Chef des travaux statistiques de la ville de Paris, Membre du Conseil supérieur de Statistique, etc.

II.

Die Statistik der illegitimen Kinder.

Bericht erstattet von

Professor Dr. Thaddäus Pilat

Vorstand des statistischen Landesbureaus und Landtagsabgeordneter in Lemberg.

———⚹———

WIEN, 1887.

Die Organisations-Commission des Congresses.

VI. Internationaler Congress für Hygiene und Demographie zu Wien 1887.

Unter dem hohen Protectorate Sr. k. und k. Hoheit des durchlauchtigsten
Kronprinzen Erzherzog Rudolf.

Heft Nr. XXIX.   Cahier N° XXIX.

ARBEITEN

der

DEMOGRAPHISCHEN SECTION.

(IV. demographischer Congress.)

Travaux de la Section de Démographie.

(IVème Congrès de Démographie.)

8. Thema.   8e Question.

I.

Les naissances illégitimes en France et dans quelques pays de l'Europe.

Par le docteur

Jacques Bertillon

Chef des travaux statistiques de la ville de Paris, Membre du Conseil supérieur de Statistique, etc.

II.

Die Statistik der illegitimen Kinder.

Bericht, erstattet von

Professor Dr. Thaddäus Pilat

Vorstand des statistischen Landesbureaus und Landtagsabgeordneter in Lemberg.

WIEN, 1887.

Verlag der Organisations-Commission des Congresses.

I.

Les naissances illégitimes en France et dans quelques pays de l'Europe

par le docteur

Jacques Bertillon

Chef des travaux statistiques de la ville de Paris, Membre du Conseil supérieur de Statistique, etc.

I.

Du degré de fréquence des naissances illégitimes.

1° *Du calcul de la fréquence des naissances illégitimes.* — Il existe deux méthodes pour calculer la fréquence des naissances illégitimes. L'une consiste à calculer le rapport suivant: *sur 1000 femmes non mariées aptes à concevoir, combien de naissances en un an?* L'autre, moins logique que la précédente, mais plus répandue peut-être, consiste à calculer: *sur 1000 naissances, combien sont illégitimes?*

Le premier de ces deux rapports est conforme à la règle générale qui veut que l'on compare les effets à leurs causes productrices. Qui produit une naissance illégitime? C'est une femme non mariée. C'est donc au nombre des femmes non mariées qu'il faut comparer le nombre des naissances illégitimes, et non pas au nombre total des naissances. Car une naissance légitime ne peut contribuer en rien à la production d'une naissance illégitime; ce sont deux faits absolument indépendants l'un de l'autre; et il n'y a pas plus de raison pour les comparer l'un à l'autre que pour comparer le nombre des naissances illégitimes au nombre des mariages ou au nombre des décès. Notre premier rapport est donc le seul qui soit conforme aux bonnes règles du calcul des probabilités. Il est le seul qui nous exprime les chances qu'il y a pour que, dans un pays donné, une femme non mariée se laisse séduire et produise l'être malheureux et deshérité que nous allons étudier dans le reste de ce rapport.

Etudions les éléments qui doivent entrer dans les deux termes de ce rapport, pour qu'il ait toute la précision désirable : son *numérateur* doit autant que possible comprendre l'ensemble des naissances illégitimes (mort-nés compris), puisque la naissance d'un mort-né illégitime témoigne d'une séduction et d'une faute de mœurs aussi manifestement que la naissance d'un enfant vivant. Le *dénominateur* doit comprendre la totalité des femmes non mariées (célibataires, veuves ou divorcées) en âge de parturition. Cet

4

âge a été fixé différemment par les statisticiens; presque tous lui attribuent
pour limite inférieure 15 ans; la limite supérieure a été fixée par les uns
à 55 ans; par d'autres à 50 ans; par d'autres enfin à 45 ans. Mon père,
M. Lund de Copenhague et d'autres auteurs préfèrent la limite intermédiaire de 50 ans. Cette limite est plus commode que les deux autres, parce que
les groupes d'âge decennaux sont adoptés même pour les statistiques les
plus sommaires et permettent par conséquent des comparaisons de pays à
pays plus complètes. De plus, il est erroné de considérer les femmes de
50 à 55 ans comme étant en âge de parturition, les accouchements
étant très rares à cet âge (en Finlande, 0,8 naissances pour 1000 femmes
de cet âge), tandis qu'ils ne sont pas rares de 45 à 50 ans. En effet, en
Finlande 1000 femmes de cet âge produisent 21 naissances annuelles; en
Suède, 20 naissances (et même 24, si l'on considère les femmes mariées).

Nous pensons donc que le rapport qui exprime le mieux la *natalité
illégitime* est le suivant : *sur 1000 femmes non mariées (célibataires, veuves
et divorcées) de 15 à 50 ans, combien de naissances illégitimes (mort-nés
compris) en un an?*

Toutefois l'imperfection des matériaux que nous avons entre les mains
nous forcera d'être assez souvent infidèles à cette prescription.

Nous ne rejetons pas la méthode de calcul le plus souvent suivie par
les auteurs : *sur 1000 naissances, combien d'illégitimes?* Mais elle nous paraît
inférieure à la précédente. Ce rapport, qui ne doit pas porter le nom de
natalité illégitime, exprime dans quelles conditions d'état civil se renouvelle
la population que l'on considère; il pourrait s'appeler la *fréquence relative
des naissances illégitimes* ou encore *illégitimité*. Il dépend à la fois de la
nuptialité, de la fécondité légitime, de la fécondité illégitime; c'est un rapport
complexe et par conséquent insuffisant pour l'étude, mais à qui sa com-
plexité même donne un grand intérêt. Lorsque l'on a constaté que l'Autriche
par exemple présente dans son ensemble une nuptialité élevée, une fécondité
légitime assez élevée et une fécondité illégitime considérable, il est intéressant
de voir comment ces éléments, les uns favorables, les autres regrettables,
se combinent au point de vue de la fréquence relative des illégitimes.

2° *De la natalité illégitime dans les diverses nations de l'Europe.* —
Les considérations précédentes expliquent pourquoi nous avons calculé dans
le tableau pag. 6 et 7 à la fois la natalité illégitime (col. 1 et 2) et la fréquence
relative des illégitimes (col. 3 et 4). (Voir tableau page 6 et 7.)

On y voit que les pays où les naissances illégitimes sont le plus
rares sont la Grèce, l'Irlande, les Pays-Bas et la Suisse. Au contraire,
l'Autriche et diverses parties de l'Allemagne sont les régions où elles sont
le plus fréquentes.

Il nous reste à examiner les causes auxquelles on a attribué les différences que l'on remarque de pays à pays ou entre les diverses provinces
d'une même nation. Nous allons les passer en revue.

· *3° Influence de la législation.* — On a souvent discuté la question de savoir si la recherche de la paternité multiplie ou diminue la fréquence des naissances illégitimes. Voulant m'éclairer sur ce point, j'ai résumé (voir l'annexe) la législation des principaux pays sur cette question. Puis j'ai rangé sur le tableau numérique les pays en deux catégories, suivant que la recherche de la paternité y est interdite ou suivant qu'elle y est permise ou prescrite. La Russie ne peut être rangée dans aucune de ces deux catégories, parce que la masse de ce peuple immense y est régie suivant des usages locaux qui ne me sont pas connus.

On y voit que dans la plupart des pays la recherche de la paternité est prescrite ou permise soit en termes formels par la loi, soit, comme en Espagne, par la jurisprudence. Dans sept pays seulement (non compris quelques cantons suisses et quelques provinces prussiennes sur lesquelles nous reviendrons), la recherche de la paternité est interdite. Parmi eux la Grèce et les Pays-Bas ont peu de naissances illégitimes, mais non pas moins que l'Irlande, la Suisse et les quatre États d'Amérique sur lesquels nous sommes renseignés.

Parmi les pays où la recherche de la paternité est interdite, nous voyons l'Italie dont la natalité illégitime, sans être très considérable, dépasse celle de l'Espagne, de la Prusse, de la Suède, de la Norvège, de la Finlande, les pays allemands et autrichiens lui restant seuls très supérieurs.

La Suisse est un pays particulièrement favorable à une étude de ce genre, puisque les législations les plus diverses se rencontrent sur son territoire. Cependant on ne voit, au point de vue de la natalité illégitime, aucune différence constante entre les cantons soumis au Code Civil français et les autres. Dans les uns comme dans les autres les naissances illégitimes sont presque également rares. Bâle (ville) et Genève présentent seuls des chiffres élevés, ce qui tient à ce que leur population est presque exclusivement urbaine.

Ainsi il nous paraît qu'on ne saurait attribuer à la recherche de la paternité ou à son interdiction aucune influence sur la natalité illégitime.

4° Variations de la fréquence des naissances illégitimes avec le temps. — Le tableau suivant que j'emprunte aux excellents *Confronti internazionali* de M. Bodio montre quelles ont été les variations subies par la fréquence des naissances illégitimes depuis 1865 (voir tableau page 8 et 9).

Cette fréquence diminue avec une constance à peine interrompue dans les États suivants : Pays-Bas, Angleterre, Écosse, Irlande, où les chiffres (très faibles, comme nous l'avons vu) ont une tendance constante à diminuer encore; la Prusse, la Saxe, le Wurtemberg, Bade, le Danemark, qui ont des chiffres plus ou moins élevés, présentent également une diminution. En Bavière, on constate, sous l'influence de l'abrogation d'une ancienne loi relative au mariage des pauvres, une diminution de la fréquence des illégitimes qui semble s'être arrêtée pendant ces dernières années.

En France, on constate une diminution légère.

Natalité illégitime. natalité légitime et nuptialité

PAYS	Fréquence des naissances illégitimes (1878—82)			
	Sur 1000 femmes non mariées de plus de 15 ans, combien de naiss. illégitimes en un an		Sur 1000 naiss.	
			(mort-nés inclus) combien d'illégitimes	(mort-nés exclus) combien d'illégitimes
	mort-nés inclus	mort-nés exclus		
I. Pays dans lesquels la recherche de la paternité est interdite :				
France	11,9	10,9	76,4	73,9
Alsace-Lorraine	13,9	13,1	74,5	73,3
Belgique	14,8	13,9	78,4	77,1
Pays-Bas	7,2	6,6	31,0	30,1
Italie	17,5	16,9	74,2	73,4
Roumanie	—	—	—	50,5
Grèce	—	1,8	—	9,9
Russie	—	—	—	28,1
II. Pays dans lesquels la recherche de la paternité est permise :				
Espagne	—	—	—	56,6
Suisse [1]	7,9	7,4	47,9	46,7
Allemagne [1]	21,7	20,6	89,6	88,7
Prusse [1]	19,3	18,2	78,4	77,1
Saxe	36,1	34,3	127,6	126,7
Thuringe	—	—	104,7	103,3
Bavière	30,6	29,5	131,5	131,6
Wurtemberg	21,6	20,7	86,2	85,8
Bade	16,2	15,6	75,2	74,8
Autriche cisleithane	34,3	33,0	145,2	143,5
Hongrie	25,3	24,1	—	78,1
Croatie-Slavonie	—	—	—	56,9
Serbie	—	—	—	80,0
Finlande	16,1	15,3	—	71,9
Suède	17,1	15,8	101,2	101,0
Norvège	15,5	14,6	83,4	82,0
Danemark	21,0	20,3	102,0	101,0
Angleterre et Galles	—	10,3	—	48,2
Ecosse	—	15,1	—	84,2
Irlande	—	3,1	—	25,0
Massachussetts	—	—	—	17,5
Vermont	—	—	—	8,6
Connecticut	—	—	—	10,8
Rhode Island	—	—	—	8,5

[1] La recherche de la paternité est interdite dans une partie de ce pays.

dans les diverses nations de l'Europe.

Fréquence des naissances		Mariges					
En général	Légitimes	Nuptialité		Degré de Précocité des mariages (1865—83)			
sur 1000 naiss., combien de naiss. vivantes en un an (1865—83)	Sur 1000 femmes mariées, combien de naiss. légitimes en un an (1878—82)	Sur 1000 habitants, combien de mariages en un an (1865—83)	Sur 1000 femmes non mariées de plus de 15 ans, combien de mariages en un an (1878—82)	Sur 1000 hommes se mariant, combien ont		Sur 1000 femmes se mariant, combien ont	
				moins de 25 ans	moins de 30 ans	moins de 20 ans	moins de 25 ans
25	115	7,8	44,6	271	646	212	603
34	182	7,3	38,6	—	593	80	—
31	164	7,1	36,4	225	572	64	421
36	209	8,0	46,2	266	603	—[1]	432
36	184	7,7	47,3	260	630	169	607
30	—	6,5	—	562	—	—	846
28	152	6,1	39,0	—	—	—	—
49	—	9,4	—	685	808	580	842
30	—	7,3	—	384	—	—	612
30	176	7,4	36,6	265	579	88	475
39	202	8,4	46,3	—	—	—	—
39	205	8,6	45,3	—	677	103	—
42	204	9,2	48,0	347	730	107	558
37	—	8,9	—	351	732	115	607
39	201	8,4	41,0	188	556	64	418
43	216	8,3	38,5	144	568	42	398
38	203	8,2	40,0	160	596	53	451
38	187	8,5	46,8	208	626	181	466
43	141	10,3	70,0	317	774	360	703
45	—	10,6	—	476	720	467	705
44	—	12,4	—	—[1]	—	—	—
35	196	8,0	44,1	349	669	155	556
30	160	6,5	33,7	233	590	55	397
31	186	6,9	39,1	285	638	82	474
31	167	7,8	47,2	209	591	61	422
35	190	8,1	46,4	513	767	144	641
35	205	7,1	35,6	423	720	134	591
26	177	4,8	21,7	326	631	135	625
26	—	9,4	—	400	712	189	636
—	—	8,4	—	441	710	320	703
24	—	8,3	—	—	712	164	—
23	—	9,7	—	427	716	228	644

PAYS	1865	1866	1867	1868	1869	1870	1871	1872	1873
France	76,5	76,2	76,2	76,2	74,8	74,6	71,5	72,1	74,6
Alsace-Lorraine	—	—	—	—	—	—	—	77,6	77,0
Belgique	70,5	68,8	70,6	72,4	70,5	71,6	70,3	70,8	71,0
Pays-Bas	39,1	37,5	36,2	35,8	35,7	35,0	34,3	36,0	35,3
Italie	49,7	51,3	55.9	60,4	59,9	64,1	66,2	69,5	71,1
Roumanie	—	—	—	—	—	34,8	33,3	36,4	34,6
Grèce	11,7	11,2	13,5	13,5	11,4	12,4	13,9	13,8	11,7
Russie	—	—	32,6	27,8	27,6	27,9	29,8	29.2	27,9
Espagne	53,4	53,5	55,5	58,2	56,3	55,5	—	—	—
Suisse	—	—	—	—	—	—	—	50,8	49,3
Allemagne	—	—	—	—	—	—	—	87,7	91,3
Prusse	82,1	85,7	81,0	80,8	78,4	79,2	77,7	70,5	75,6
Saxe	150,0	156,4	144,8	139,0	136.0	137,3	134,5	128,6	137,6
Thuringe	—	—	—	—	113,2	114,9	113,5	102,1	113,0
Bavière	224,7	217,5	210,3	199,3	178,9	164,1	151,2	143,0	139,0
Wurtemberg	158,0	154,1	146,7	137,3	133,0	128,1	115,6	99,2	94,5
Bade	149,9	149,5	140,6	127,1	121,3	115,0	109,7	93,3	91,7
Autriche	145,5	154,8	144,3	144,3	137,7	130,9	129,7	121,9	121,1
Hongrie	70,4	86,3	78.6	74,4	69,7	68,3	66,1	64,8	64,6
Croatie-Slavonie	—	—	—	—	—	—	—	—	—
Serbie	3,1	3,0	4,2	4,0	4,1	3,3	4,3	4,3	4,3
Finlande	73,7	68,4	68,8	73,5	71,6	92,4	92,9	88,7	83,4
Suède	92,6	95,4	99,6	99,2	101,7	103,6	110,3	110,2	110,0
Norvège	78,0	79,3	81,0	83,3	85,4	90,9	91,0	88,9	90,5
Danemark	105,8	118,1	112,5	110,0	114,0	111,4	113,6	111,8	116,2
Angleterre et Galles	62,3	60,4	58,8	58,9	57,8	56,4	56,1	54,2	52,0
Écosse	99,6	102,7	97,8	98,3	97,6	96,3	95,4	92,0	91,3
Irlande	37,0	23,3	32,6	31,3	28,7	27,3	27,4	25,0	24,2
Massachussetts	9,0	8,2	8,3	10,1	7,9	7,4	10,9	7,0	13,2
Vermont	—	—	—	—	—	—	—	7,0	6,8
Connecticut	—	—	—	—	—	—	—	—	—
Rhode-Island	—	—	—	—	—	—	—	—	—

combien d'illégitimes?

1874	1875	1876	1877	1878	1879	1880	1881	1882	1883	Moyenne
72,6	70,3	69,6	70,8	72,3	71,5	74,1	74,8	76,2	—	74,1
69,4	68,6	68,5	66,0	69,4	72,0	71,7	76,0	77,5	—	71,0
69,5	69,5	71,0	71,3	73,3	76,1	76,7	78,5	80,9	80,1	70,5
33,4	31,8	32,3	32,2	32,9	31,0	28,9	28,1	29,4	—	33,8
72,8	69,6	70,3	72,0	71,6	72,6	74,2	73,5	75,1	77,5	67,5
37,9	36,5	41,9	47,7	44,8	51,2	53,8	49,5	51,9	—	43,2
13,7	14,8	13,5	14,6	14,0	7,8	9,0	10,0	8,4	—	12,2
28,2	27,7	27,4	—	—	—	—	—	—	—	28,6
—	—	—	—	—	—	54,0	54,6	61,5	59,2	56,0
47,2	43,4	49,2	47,9	46,7	45,2	45,9	47,1	48,6	48,5	45,9
85,7	85,6	85,7	85,7	85,8	87,5	89,0	89,7	92,0	—	85,5
71,5	73,8	73,7	74,0	74,5	76,2	78,2	77,1	79,9	79,8	74,7
130,4	126,0	124,3	123,1	122,5	126,0	125,9	127,9	130,8	127,6	132,3
102,9	100,3	98,5	99,5	102,7	106,0	101,1	102,4	104,4	107,7	101,1
129,9	125,6	128,6	128,9	126,9	128,4	130,3	134.5	135,9	131,9	152,4
97,8	85,3	82,5	81,3	82,0	84,8	85,1	88,5	89,2	—	103,5
83,3	76,0	75,4	73,1	72,6	73,6	72,6	77,1	78,4	77,7	93,1
119,3	119,0	123,6	138,5	140,5	143,5	146,3	143,4	144,0	-144,5	133,7
65,1	67,4	72,9	74,1	73,4	77,1	79,4	79,3	81,1	—	74,5
42,7	48,3	50,0	53,7	55,0	56,2	57,6	57,8	57,8	—	52,0
4,5	4,1	4,6	5,6	6,8	7,1	7,6	8,6	9,2	9,6	5,6
81,0	79,4	75,5	70,8	74,3	71,9	72,8	69,9	70,0	—	76,6
106,9	102,1	100,2	98,7	97,5	99,3	102,3	100,0	102,6	—	101,7
91,5	88,3	87,3	85,0	79,4	84,4	83,2	82,8	80,3	—	84,9
108,2	103,9	99,9	102,5	101,2	100,5	100,5	99,2	104,9	—	107,2
50,4	48,0	46,8	47,5	47,2	47,9	48,3	48,8	48,5	—	52,7
88,8	87,2	87,2	83,3	87,1	84,6	84,2	83,1	83,6	80,6	92,4
23,1	22,8	23,2	23,8	23,1	24,9	25,0	25,4	26,6	25,8	26,2
14,2	14,4	16,9	16,7	15,5	17,8	17,6	17,7	18,9	22,0	13,7
8,7	9,7	11,0	—	—	—	—	—	—	—	—
—	—	—	—	10,2	11,4	10,6	10,4	11,4	—	10,8
—	—	—	—	—	—	—	—	8,6	7,1	7,9

La fréquence des naissances illégitimes augmente au contraire, dans quelques pays : l'Italie, la Belgique, la Roumanie, la Croatie-Slavonie, la Serbie, pays où d'ailleurs les chiffres sont faibles.

En Autriche et en Hongrie, en Suisse, en Suède et en Norvège les chiffres ont subi des hausses et des baisses alternatives.

En général, il est permis de dire que la fréquence des naissances illégitimes tend à s'atténuer dans la plupart des pays de l'Europe.

5° *Existe-t-il une relation entre la nuptialité et la natalité illégitime?* — Il semble au premier abord logique que dans les pays où les mariages sont nombreux, les naissances illégitimes soient rares; et réciproquement.

Cependant, l'examen des chiffres ne confirme pas cette manière de voir, ainsi qu'on le verra en consultant notre tableau : la Suisse et l'Irlande sont parmi les pays où les naissances illégitimes sont le plus rares, et elles sont aussi parmi ceux qui présentent le moins de mariages. Au contraire la Hongrie est le pays où les mariages sont le plus fréquents, et pourtant la natalité illégitime ne laisse pas que d'y être assez élevée. La Saxe présente une natalité illégitime très élevée et une très forte nuptialité: les autres pays suggèrent des réflexions analogues, et il n'est possible de voir entre les deux faits aucune relation constante.

Il en est de même lorsqu'on étudie les différentes parties d'un même pays. J'ai établi la nuptialité et la natalité illégitime pour chaque département de France. Entre les deux cartes qui représentent ces deux faits, il n'y a aucune ressemblance.

6° *Existe-t-il une relation entre la fréquence des naissances illégitimes et l'âge au mariage.* — Cette relation est peut-être plus apparente que la précédente. La Russie, la Roumanie, la Croatie-Slavonie se distinguent par la précocité des mariages et par la faiblesse de la natalité illégitime. Plus de la moitié des hommes qui se marient ont dans ces pays moins de 25 ans. On en peut dire autant de l'Angleterre et même de l'Écosse et des États américains qui nous sont connus. En Irlande, les mariages, quoique moins précoces, sont assez hâtifs. Or tous ces pays comptent peu de naissances illégitimes. Au contraire, en Bavière, en Wurtemberg, en Autriche les mariages sont assez tardifs, surtout ceux des femmes; or les naissances illégitimes sont fréquentes dans ces pays. Les mariages des femmes sont tardifs aussi en Suède et en Norvège et de plus les mariages y sont rares. Au contraire, en Saxe, où les naissances illégitimes sont nombreuses, les mariages sont pourtant fréquents et précoces. Il est vrai que la Saxe est un pays exceptionnellement industriel, ce qui peut expliquer que les naissances illégitimes y soient plus nombreuses que ne le comporteraient les règles ordinaires.

Une autre observation vient à l'appui des considérations qui précèdent.

L'âge au mariage tend à devenir plus précoce dans la plupart des pays de l'Europe. C'est ce qui résulte de tableaux numériques qui portent sur une vingtaine d'années d'observations et que M. Bodio a insérés dans ses *Confronti internazionali*. Le seul pays qui fasse positivement exception à la règle est l'Angleterre, où l'âge au mariage est tellement précoce qu'en vérité on concevrait difficilement qu'il s'abaissât encore. Or nous avons vu que presque partout les naissances illégitimes diminuent de fréquence. Entre ces deux améliorations de l'état général, il est assurément permis d'établir une relation. Cependant il faut remarquer que les deux mouvements ne se font pas avec un parfait parallélisme.

7° *Existe-t-il une relation entre la natalité légitime et la natalité illégitime?* — Quoique les pays allemands présentent presque tous une forte natalité légitime et souvent aussi une forte natalité illégitime, la lecture de notre tableau montre qu'il n'existe entre ces deux natalités aucun rapport constant. L'Angleterre et l'Écosse présentent une forte natalité légitime et une natalité illégitime faible; la même observation s'applique aux Pays-Bas et, dans une moindre mesure, à l'Italie. D'autre part, la France est le pays d'Europe où la natalité légitime est à son minimum, et sa natalité illégitime, sans être élevée, est loin d'être proportionnellement aussi faible.

Il semble donc qu'entre la natalité légitime et la natalité illégitime il n'y ait aucune relation.

8° *De l'âge des filles-mères.* Deux pays seulement, à ma connaissance, relèvent ce renseignement intéressant; ce sont la Suède et le Danemark. Je l'extrais de l'article: NATALITÉ de mon père.

Pour 1000 femmes de chaque groupe d'âge et de chaque catégorie, combien de naissances en un an?

Ages des mères	SUÈDE				DANEMARK			
	Légitimes		Illégitimes		Légitimes		Illégitimes	
	Campagnes	Villes	Campagnes	Villes	Campagnes	Villes moins Copenhague	Campagnes	Villes moins Copenhague
15—20	481	434	3	7	468	455	6	6
20—25	464	467	26	51	447	438	39	33
25—30	367	367	41	71	389	380	58	52
30—35	320	305	39	62	312	314	47	47
35—40	254	231	29	41	236	232	33	31
40—45	146	119	13	17	129	123	15	14
45—50	23	15	1	1	17	15	1	1
Total . .	229	219	19	39	232	237	29	27

La fécondité des épouses que nous mettons en regard de celle des filles indique la fécondité maxime de chaque groupe d'âge. On voit qu'elle est dans utote sa force avant 25 ans; au contraire, c'est à cet âge que les filles sont le plus rarement séduites. Tandis que la fécondité légitime décroît après 25 ans, la fécondité illégitime augmente à cet âge et ne décroît notablement qu'à partir de 35 ans.

Ce fait se vérifie aussi bien en Suède qu'en Danemark et aussi bien dans les villes que dans les campagnes.

9° *Primiparité et pluriparité des filles.* — Il est relativement rare qu'une femme produise plusieurs naissances illégitimes. C'est ce que nous montre notamment un document autrichien datant de 1851 et dont j'aurai occasion de parler plus loin. Ce document, que je crois unique dans son genre, distingue les premiers nés des autres naissances et des autres mort-nés selon le sexe, selon l'état civil et selon les provinces. Il nous montre que tandis que les enfants légitimes sont nombreux dans les familles autrichiennes, à ce point que 100 aînés y supposent en moyenne 520 cadets, les illégitimes au contraire restent plus souvent uniques, en sorte que 100 premiers nés ne sont suivis que de 120 puînés. (Les mort-nés sont compris dans nos calculs et comptent comme premiers nés.)

On remarquera que dans les territoires très petits et urbains de Trieste et de Cracovie, où les naissances illégitimes sont très nombreuses, les puînés illégitimes sont nombreux. Ce qui vient sans doute de ce que dans ces villes les faux ménages sont nombreux et se conduisent, au point de vue de la fécondité, à peu près comme s'ils étaient mariés. Cependant, en général, il n'existe pas de rapport quelque peu constant entre la grandeur de l'illégitimité et la proportion des puînés illégitimes.

Degré de pluriparité respectif des femmes mariées et des femmes non mariées dans diverses provinces de la monarchie austro-hongroise en 1851.

Etat et Provinces	Sur 1000 naissances (mort-nés compris), combien d'illégitimes ?	Sur 100 aînés de chaque catégorie, combien de puînés	
		Légitimes	Illégitimes
Basse-Autriche (moins Vienne)	158	444	126
Haute-Autriche	194	445	59
Salzbourg	255	551	94
Styrie	258	372	125
Carinthie	344	346	128
Carniole	109	491	87
Istrie, Görtz, etc.	26	338	55
Trieste et banlieue	226	926	352
Tyrol	69	388	72
Bohême	145	516	96
Moravie	134	449	90
Silésie	132	319	64
Galicie	84	658	227
Territoire de Cracovie	119	800	427
Bucovine	76	508	179
Hongrie	44	593	154
Transylvanie	32	309	59
Confins militaires	16	791	195
Monarchie austro-hongroise	91	520	120

10° *Sexualité des enfants illégitimes.* — C'est un fait bien connu que parmi les naissances illégitimes les garçons sont un peu moins nombreux que parmi les naissances légitimes.

C'est ce qu'on verra en parcourant le tableau suivant emprunté aux *Confronti internazionali* et relatif à la période 1865—83 (et pour quelques pays à une période un peu moindre).

Pour 100 naissances féminines, combien de masculines?

(Mort-nés non compris.)

	NAISSANCES	
	en général	illégitimes
France	105	103
Alsace-Lorraine	105	104
Belgique	105	103
Pays-Bas	105	103
Italie	106	104
Roumanie	111	103
Grèce	112	96
Russie	105	106
Espagne	107	104
Suisse	105	101
Allemagne	105	104
Prusse	105	104
Saxe	105	105
Thuringe	105	106
Bavière	105	104
Wurtemberg	105	102
Bade	105	104
Autriche	106	106
Hongrie	105	104
Croatie-Slavonie	106	104
Serbie	106	111
Finlande	105	103
Suède	105	105
Norvège	106	107
Danemark	105	105
Angleterre et Galles	104	104
Écosse	105	106
Irlande	106	105
Massachussetts	106	101
Rhode-Island	105	91

Les mort-nés ont été exclus dans le tableau qui précède, et il faut reconnaître que, s'ils y avaient été compris, la différence de la proportion des garçons aurait été un peu effacée, parce que la mortinatalité des garçons l'emporte sur celle des filles, et en outre celle des illégitimes l'emporte sur celle des légitimes. Donc en excluant les mort-nés, nous augmentons la différence qui sépare la sexualité des légitimes de celle des illégitimes.

Cette différence n'en existe pas moins, et sans insister outre mesure sur une vérité connue, je citerai le tableau suivant.

Pour 100 naissances féminines, combien de masculines?
(Mort-nés compris.)

	Légitimes	Illégitimes
France	106,8	104.4
Autriche	107,0	104,9
Bade	107,0	104,5
Bavière	106,6	104,3
Belgique	106,5	103,7
Danemark	106,0	105,4
Espagne	106,8	104,6
Hongrie	106,3	102,5
Norvège	106,2	107,8
Prusse	106,2	104,9
Suède	105.9	105,3
Suisse	106,6	101,7

Mon père a entrepris la recherche, nécessairement très obscure, des causes de ce phénomène singulier dans son étude sur la natalité. Utilisant la statistique des premiers nés établie par l'Autriche en 1851, il a formulé et démontré les deux propositions suivantes :

1° *Les premiers nés légitimes donnent plus de garçons que la moyenne générale des naissances.*

2° *Les premiers nés illégitimes donnent au contraire moins de garçons que la moyenne générale des naissances.*

C'est ce que résument les chiffres suivants :

Pour 100 filles, combien de garçons (Autriche 1851).

	Légitimes	Illégitimes
Premiers nés	110,1	103,6
Puînés	105,3	106,0
Total	106	104,9

Les premiers nés illégitimes étant très nombreux par rapport à leurs puînés, leur influence pèse pour beaucoup sur la moyenne, et le nombre des garçons se trouve ainsi abaissé.

Avant de tenter l'explication physiologique des deux lois qui précèdent, il faut commencer par l'établir plus nettement. Nous montrerons qu'elles se vérifient dans chacune des provinces de l'Autriche prise isolément.

Sur 100 naissances féminines, combien de masculines (1851)?
(Mort-nés compris.)

Provinces	Légitimes			Illégitimes		
	Premiers nés	Puînés	Total	Premiers nés	Puînés	Total
Basse-Autriche	111,6	103,7	105,2	99,8	111,1	106,0
Haute-Autriche	108,3	101,3	103,8	99,2	103,6	100,6
Styrie	103,6	103,7	103,7	104,3	107,5	106,0
Bohême	116,0	106,2	107,6	105,5	104,3	105,0
Moravie	107,5	105,2	105,6	105,5	107,4	106,3
Galicie	111.5	105,5	106,2	107,0	113,4	111,5
Hongrie	108,7	106,0	106,4	98,1	102,5	99,8
Villes principales moins Vienne (naissances vivantes)	114,4	106,2	107,1	102,1	107,0	105,4

Les chiffres, ne reposant que sur une seule année d'observation, n'ont pas toute la régularité désirable. On peut voir cependant que toujours la *masculinité* (ou proportion des mâles) est plus forte pour les premiers nés légitimes que pour les puînés, tandis que c'est le contraire pour les illégitimes. Je renvoie le lecteur curieux de s'expliquer ce singulier phénomène à l'article NATALITÉ de mon père.

11° *Gémellité des illégitimes.* — Nous appelons *gémellité* le rapport du nombre des grossesses doubles au nombre total des grossesses. Si nous appelons N le nombre total des nés (mort-nés compris) et g le nombre total des jumeaux (et non des grossesses doubles), la gémellité s'exprimera ainsi :

$$\frac{\frac{g}{2}}{N - \frac{g}{2}}$$

L'influence que l'illégitimité exerce sur le sexe rend intéressante la question de savoir si elle exerce une influence sur la fréquence des naissances gémellaires.

Mon père a montré 1° que la gemellité est en tous pays un rapport très constant d'une année à l'autre, 2° que ce rapport est en relation étroite avec la race ; et son élève, mon ami feu Michel Tschouriloff, développant cette dernière conclusion, a essayé de la mettre en relation avec la taille des populations, les races les plus grandes ayant plus de grossesses doubles que les races plus petites.

Les grossesses doubles peuvent se composer ou bien de 2 garçons ou bien de 2 filles (grossesses unisexuées) ou bien de 1 garçon et 1 fille. Mon père a montré que la fréquence respective de ces différentes combinaisons est très constante d'une année à l'autre dans un même pays et qu'elle est en relation (de même que la fréquence totale des grossesses doubles) avec la race.

L'observation des diverses provinces de l'Autriche en 1881 et en 1882 montre entre elles des différences notables. Mais dans chaque province la gémellité des légitimes est presque identique (plutôt un peu supérieure) à celle des illégitimes.

(Autriche 1881—82).

Sur 1000 grossesses, combien de grossesses doubles?
(Mort-nés inclus.)

Provinces	Légitimes	Illégitimes
Basse-Autriche	11,9	10,3
Haute-Autriche	12,5	10,6
Styrie	14,5	12,9
Carinthie	14,3	12,2
Bohême	11,6	11,6
Moravie	11,9	11,9
Galicie	11,3	11,7
Autriche cisleithane	11,5	11,6

L'illégitimité n'exerce donc aucune influence sur la fréquence des jumeaux. (Voir p. 35 d'autres observations sur les jumeaux.)

Quoiqu'elle exerce une influence sur la sexualité des enfants considérés en général, il ne semble pas qu'elle en ait aucune sur la composition, au point de vue du sexe, des naissances gémellaires :

(Autriche 1881—82.)

Sur 100 grossesses gémellaires, combien

	Légitimes	Illégitimes
sont composées de deux garçons	32,0	33,3
„ „ d'un garçon et d'une fille . .	37,5	36,7
„ „ de deux filles	30,5	30,0
	100,0	100,0

Je rappellerai incidemment, que si dans les grossesses multiples il n'existait pas de causes spéciales favorisant plutôt une combinaison qu'une autre, les nombres respectifs de chacun de ces arrangements devraient se rapprocher des combinaisons que la théorie (comme l'expérience) assigne aux tirages de boules de deux couleurs placées dans une urne, c'est-à-dire (étant donné qu'il naît 106 garçons pour 100 filles) que 100 grossesses doubles devraient être composées ainsi :

deux garçons	26,6
un garçon et une fille . .	50,0
deux filles	23,4
	100,0

Or, il n'en est ainsi nulle part. C'est donc qu'une cause intervient qui favorise particulièrement les grossesses unisexuées.

Je renvoie pour l'examen de cette question qui sort de mon sujet à l'étude que mon père a écrite sur les grossesses gémellaires (*Bull. de la Société d'Anthropologie*, 1874, et *Journal de la Société de Statistique de Paris*, 1875).

II.

Reconnaissances d'enfants illégitimes et légitimations.

12° — Cette statistique est établie dans très peu de pays, et c'est grand dommage, car, outre qu'elle a par elle-même un grand intérêt, la statistique des légitimations permet seule d'apprécier exactement la mortalité des enfants illégitimes.

Reconnaissances. — Les enfants illégitimes peuvent être légitimés par la mère seulement — ou par le père seulement — ou par les deux parents. De ces trois catégories, il importe de mettre la première à part, car elle change peu de chose à la situation de l'enfant illégitime; la nature des choses veut que la mère soit effectivement responsable, en tout état de cause, de son enfant; la reconnaissance officielle qu'elle en fait n'ajoute guère à cette responsabilité.

La reconnaissance du père, au contraire (qu'elle soit ou non accompagnée de celle de la mère), améliore beaucoup la situation de l'enfant puisqu'elle lui assure la subsistance que sa mère seule ne serait le plus souvent pas en état de lui donner.

Malheureusement, ni la statistique française ni la statistique belge, qui relèvent le nombre des reconnaissances, ne distinguent ces trois catégories. Cette triple distinction (faite naguère en France) n'est plus faite aujourd'hui dans ce pays que pour quelques villes et notamment pour Paris.

13° *Légitimations.* — Dans plusieurs pays, tels que l'Angleterre, la légitimation des enfants illégitimes n'est pas admise par la loi. Dans un grand nombre d'autres, elle ne fait l'objet d'aucune statistique.

Nous allons étudier cette statistique en France, en Belgique et d'après des documents déjà anciens (il n'en existe pas de récents) dans les Pays-Bas.

Il faut distinguer le nombre des mariages légitimateurs — et le nombre des enfants légitimés par ces mariages. De là trois rapports à prendre:

1° *Sur 1000 naissances illégitimes, combien donnent lieu à une légitimation ultérieure?* — Ce rapport, le plus important des trois, indique la probabilité de légitimation, plutôt qu'il ne la fixe, car entre la naissance et l'époque de la légitimation s'écoule un temps souvent très long (plus d'un an dans les deux tiers des cas) pendant lequel beaucoup d'enfants meurent. Ces enfants grossissent le dénominateur de la fraction sans pouvoir contribuer à grossir le numérateur.

XXIX

2

2° *Sur 1000 mariages, combien sont légitimateurs ?* Voir sur la valeur de ce rapport nos observations de la page 28.

3° *Pour 100 mariages légitimateurs, combien d'enfants légitimés ?* —

Il est intéressant en effet de voir combien les faux ménages ont, en moyenne, produit d'enfants, au moment où ils se terminent par un mariage.

Nous regrettons que la statistique des légitimations ne soit pas faite dans un grand nombre de pays. Il est impossible de calculer la mortalité des enfants illégitimes, faute de cette statistique, puisque dans le rapport D/N (où D représente les décès et N les naissances illégitimes) on compte comme illégitimes parmi les naissances des enfants qui, légitimés plus tard, ne pourront pas être comptés comme illégitimes s'ils viennent à mourir. Ils grossissent le dénominateur de la fraction sans pouvoir contribuer à grossir son numérateur. La statistique des légitimations permettrait d'en tenir compte.

14° — La fécondité illégitime va en croissant en Belgique, ainsi que l'indiquent les chiffres suivants extraits de l'*Annuaire statistique de Belgique*.

Pour 1000 femmes non mariées de 15 à 45 ans, combien de naissances vivantes illégitimes en un an ?

1841—50	16,2
1851—60	16,7
1861—70	17,6
1871—80	18,4
1881—84	20,5

Cet accroissement de la proportion des séductions est moins apparent si l'on se contente de comparer les naissances illégitimes non pas aux femmes qui les ont produites, mais à l'ensemble des naissances vivantes. On trouve alors un accroissement considérable pendant la période 1851—60, puis une décroissance assez constante depuis cette époque. Et le même phénomène se retrouve dans chaque province prise isolément, ainsi qu'on le verra dans un tableau ultérieur.

En même temps que la proportion des séductions augmente, la proportion des légitimations par rapport aux naissances illégitimes va en augmentant. (Nous verrons au § 20 qu'en France la fréquence des légitimations augmente aussi, mais celle des naissances illégitimes diminue quelque peu.) On remarquera qu'il ne s'agit pas seulement ici du nombre total des légitimations ; il s'agit de leur rapport au nombre des nés illégitimes. Ainsi, les Belges ont un peu plus de tendance que naguère à la séduction ; mais la faute une fois commise, ils ont plus de tendance aussi à la réparer.

C'est ce que montrent les chiffres suivants ; on verra, en les comparant à d'autres tableaux calculés plus loin, que les légitimations sont plus nombreuses en Belgique et aux Pays-Bas qu'en France.

Pour 1000 naissances illégitimes vivantes, combien d'individus légitimés dans le cours de leur vie?

	Masc.	Fém.	Deux sexes
1851—60 . . . . , . . .	345	349	347
1861—70 . . . . :	382	392	387
1871—80	427	436	431
1881—84	592	562	577

On remarquera combien ces proportions sont élevées. Il faut remarquer en effet que parmi les enfants nés illégitimes beaucoup ne peuvent pas être légitimés, soit parce qu'ils meurent très jeunes, soit parce que l'un de leurs parents meurt avant d'avoir pu se marier, soit encore parce qu'ils sont non seulement illégitimes, mais adultérins, soit par toute autre cause.

Il est intéressant de rechercher si les règles que nous venons d'établir pour l'ensemble de la Belgique se vérifient également dans chacune de ses provinces. Le tableau suivant nous prouve qu'en effet la proportion des naissances illégitimes n'augmente pas dans toutes les provinces belges, mais dans toutes on remarque une augmentation assez régulière de la proportion des légitimations.

Fréquence des naissances illégitimes et fréquence des légitimations dans chaque province belge depuis 1841.

Provinces	Sur 1000 naissances vivantes, combien sont illégitimes?				Sur 1000 naissances vivantes illégitimes, combien de légitimations?		
	1841—50	1851—60	1861—70	1871—80	1851—60	1861—70	1871—80
Anvers	77	81	74	73	416	440	475
Brabant	127	151	113	119	335	378	397
Flandre Occidentale .	48	56	46	43	197	218	306
Flandre Orientale . .	73	74	57	52	298	324	379
Hainaut	77	86	83	84	442	493	535
Liège	66	67	73	75	407	405	457
Limbourg	42	47	47	42	330	320	403
Luxembourg . , . . .	25	27	27	24	261	269	340
Namur	51	50	45	43	281	307	422
Belgique	74	79	71	72	347	387	431

15° — On remarquera que la proportion des garçons légitimés est à chaque époque à peu près semblable à celle des filles légitimées. Cette égalité des sexes se remarque dans chaque province belge considérée isolément. Nous verrons plus loin qu'elle se retrouve également dans les Pays-Bas et à Paris.

16° — Le fait d'être reconnu augmente notablement les chances qu'un enfant illégitime a d'être légitimé par ses parents (car les deux tiers des illégitimes reconnus sont ensuite légitimés). Toutefois, la probabilité de légitimation des illégitimes reconnus tend à diminuer avec le temps. Cependant, comme la fréquence des reconnaissances va en augmentant en Belgique, on peut dire que cette procédure qui tend à reconnaître un illégitime pour le légitimer ensuite tend à devenir plus fréquente. (Voir sur la légitimation des enfants reconnus le § 17.)

Reconnaissances et légitimations en Belgique.

	1851—60	1861—70	1871—80
Sur 1000 naissances vivantes illégitimes, combien d'enfants reconnus	161	170	195
Sur 1000 enfants reconnus, combien sont légitimés . .	740	700	617
Sur 1000 naissances vivantes illégitimes, combien d'enfants successivement reconnus et légitimés (on remarquera que cette dernière probabilité est égale au produit des deux précédentes)	119	119	120

17° — Il est très important, pour l'appréciation de la mortalité des illégitimes, de savoir à quel âge se font la plupart des légitimations:

Pour 1000 enfants légitimés, combien le sont à chaque âge?

(Belgique.)

	1851—60		1861—70		1871—80	
A la naissance	18	⎫	16	⎫	11	⎫
De 0 à 3 mois . . .	117	⎬ 326	112	⎬ 314	97	⎬ 304
„ 3 „ 12 „	191	⎭	186	⎭	196	⎭
„ 1 „ 2 ans	187		189		197	
„ 2 „ 5 „	265		272		293	
„ 5 „ 10 „	150		153		147	
„ 10 „ 15 „	44		50		42	
Plus de 15 ans. . . .	28		22		17	
	1000		1000		1000	

Dans chacune des provinces belges, on observe des chiffres analogues aux précédents. On voit qu'un tiers environ des enfants légitimés le sont dans la première année et surtout dans les trois premiers mois de la vie. La fréquence des légitimations diminue rapidement à mesure qu'augmente l'âge des enfants.[1] Cette règle est exactement aussi vraie pour les garçons que pour les filles.

Une règle assez remarquable et que le document belge permet de vérifier est que la précocité des légitimations varie suivant qu'il s'agit d'enfants reconnus antérieurement ou d'enfants non reconnus antérieurement à la légitimation. Quand les parents ont reconnu les enfants, ils sont beaucoup plus prompts à les légitimer.

---

[1] On remarque aussi que plus on considère une période rapprochée de nous, plus augmente la fréquence des légitimations tardives.

Pour 1000 enfants légitimés, combien le sont à chaque âge?

(Belgique.)

Age des enfants légitimés	1851—60				1871—80			
	Enfants reconnus antérieurement au mariage		Enfants non reconnus antérieurement au mariage		Enfants reconnus antérieurement au mariage		Enfants non reconnus antérieurement au mariage	
	masc.	fem.	masc.	fem.	masc.	fem.	masc.	fem.
A la naissance . .	31	33	11	10	27	24	4	6
De 0 à 3 mois .	187	177	82	85	180	173	69	65
„ 3 „ 12 „ .	246	244	159	167	274	288	165	161
„ 1 „ 2 ans . .	205	199	177	179	214	219	190	189
„ 2 „ 5 „ . .	205	215	299	290	210	204	323	328
„ 5 „ 10 „ . .	80	83	186	186	68	71	178	176
„ 10 „ 15 „ . .	19	23	55	57	17	13	51	54
15 ans et plus . .	27	26	31	26	10	8	20	21
Totaux . .	1000	1000	1000	1000	1000	1000	1000	1000

On voit que près de la moitié des enfants légitimés après reconnaissance préalable sont légitimés dans l'année qui suit la naissance, tandis que la proportion s'abaisse à un quart environ pour les enfants non reconnus.

18° *Les légitimations dans les Pays-Bas.* — L'excellente *Allgemeene statistiek van Nederland* (1872), dont M. de Baumhauer fut le principal auteur, contient quelques renseignements sur les légitimations dans les Pays-Bas en 1865. Cette statistique malheureusement n'a pas été continuée.

Voici les résultats généraux:

Sur 1000 naissances illégitimes

	Garçons	Filles	Total
Combien d'enfants reconnus	396	395	595
„ „ légitimés	362	253	358
Sur 1000 enfants reconnus, combien sont ensuite légitimés	—	—	685

Nous voyons que dans les Pays-Bas, comme en Belgique, un peu plus du tiers des enfants illégitimes sont ensuite légitimés.

Dans les Pays-Bas, comme en Belgique, les filles ont à peu près autant de chances que les garçons d'être légitimées.

Enfin les enfants qui ont été reconnus (soit par la mère, soit par le père) ont deux fois plus de chances que les autres pour être ensuite légitimés.

Probabilité des légitimations dans chaque province des Pays-Bas. — En regard de la proportion des légitimations nous inscrivons la fréquence des naissances illégitimes dans la province.

Illégitimité et proportion des légitimations dans chaque province néerlandaise.

	Sur 1000 nais-sances vivantes, combien d'illégi-times	Pour 1000 nais-sances vivantes illégitimes, com-bien d'enfants légitimés
Brabant septentrional	25	417
Gueldre	37	453
Hollande méridionale	53	318
Hollande septentrionale.	43	303
Zeeland	42	170
Utrecht	56	301
Frise	35	361
Over-Yssel	29	452
Groningue	53	475
Drenthe	35	521
Limbourg	32	405
Royaume des Pays-Bas	41	358

Le tableau suivant indique à quel âge les enfants sont légitimés dans les Pays-Bas. Les coupures étant identiques à celles de la Belgique. nous mettons les chiffres belges en regard :

Sur 1000 enfants légitimés, combien le sont à chaque âge?

	Pays-Bas	Belgique
Dans les trois jours qui suivent la naissance	13	16
Avant 3 mois	170	112
De 3 mois à 1 an	203	186
De 1 à 2 ans	179	189
„ 2 „ 5 „	236	272
„ 5 „ 10 „	112	153
„ 10 „ 15 „	34	50
Plus de 15 „	46	22
	1000	1000

On voit que les chiffres des deux pays se ressemblent beaucoup. Les légitimations se font pourtant un peu plus tôt dans les Pays-Bas qu'en Belgique. Le Code civil permet la légitimation, soit par acte de mariage, soit par lettres de légitimation; cette dernière procédure n'a été adoptée que 15 fois sur 100.

Les légitimations à Berlin. — A Berlin la proportion des légitimations est moindre qu'en Belgique et que dans les Pays-Bas et un peu plus forte qu'à Paris :

BERLIN (1882—83). *Pour 1000 naissances vivantes illégitimes, combien d'enfants légitimés?*

Garçons	213
Filles	219
Ensemble . .	216

On voit qu'à Berlin, comme ailleurs, on légitime aussi volontiers les filles que les garçons.

Le tableau suivant montre à quel âge se font les légitimations:

BERLIN. *Sur 1000 enfants légitimés, combien le sont à chaque âge?*

		Garçons	Filles
1° Sont nés dans le millésime, où ils sont légitimés		331	323
2° „ „ „ „ „ précédent		282	265
3° „ „ „ „ „ „		128	142
4° „ „ „ „ „ „		72	80
5° „ „ „ „ „ „		58	62
6° „ „ „ un millésime antérieur		129	128
Totaux . .		1000	1000

19° *Des reconnaissances à Paris.* — Un enfant illégitime peut être reconnu à Paris par son père soit sur son acte de naissance, soit par acte postérieur à l'acte de naissance; il peut être reconnu simultanément par les deux parents; enfin il peut n'être reconnu que par sa mère; dans ce dernier cas, la reconnaissance n'améliore guère la situation de l'enfant dans la majorité des cas.

Voici le degré de fréquence à Paris de ces différents modes de reconnaissance:

Pour 1000 naissances vivantes illégitimes survenues à Paris,

	Masc.	Fém.
Combien sont reconnues par le père sur l'acte de naissance	205	211
„ „ „ „ postérieurement	24	15
„ „ „ par les deux parents	17	15
Total des enfants reconnus par leur père au moins . .	246	241
Combien sont reconnus par la mère seulement	200	210
	446	451

On voit que le sexe de l'enfant n'influe pas plus sur la fréquence des reconnaissances que sur la fréquence des légitimations.

Aux 244 enfants reconnus par leur père au moins, si l'on ajoute les 89 enfants (pour 1000 naissances illégitimes) légitimés sans avoir été reconnus, on trouvera que sur 1000 enfants nés hors mariage il en est 333, c'est-à-dire le tiers qui trouvent, à une époque plus ou moins avancée de leur existence, l'assistance légale de leur père.

La statistique de France fournit bien le nombre d'enfants reconnus, mais elle ne distingue plus aujourd'hui ceux qui sont reconnus par la mère seulement de ceux qui sont reconnus par le père au moins. Nous avons dit pourquoi cette distinction nous paraît indispensable pour donner au document quelque intérêt.

20° *Les légitimations en France.* — Nous étudierons successivement les résultats généraux fournis par la France, puis ceux qu'on observe à Paris et enfin les légitimations dans chaque département français.

En France, pour 1000 naissances illégitimes, on compte 252 enfants légitimés, chiffre un peu inférieur à ceux qu'on observe en Belgique et dans les Pays-Bas. Ce chiffre est un peu plus élevé dans les campagnes (281) que dans les villes (246 dans les villes de plus de 2000 habitants de population agglomérée, mais non compris le département de la Seine).

Sur 1000 mariages en France, il y en a 49 qui sont accompagnés de légitimation de un ou plusieurs enfants. Cette proportion est deux fois moindre dans les campagnes (33) que dans les villes (69 dans les villes ci-dessus définies). La fréquence des légitimations augmente en France depuis l'époque où leur nombre est relevé, c'est-à-dire depuis l'an 1854, ainsi que le montre le tableau ci-dessous:

FRANCE. *Fréquence des mariages légitimateurs et des enfants légitimés.*

Années	Sur 1000 mariages, combien sont légitimateurs d'enfants?	Pour 1000 naissances vivantes illégitimes, combien d'enfants légitimés?
1854	31	132
1855	31	162
Moyenne 1854—55	**31**	**147**
1856	37	193
1857	36	182
1858	38	184
1859	39	175
1860	41	208
Moyenne 1856—60	**38**	**189**
1861	43	210
1862	41	211
1863	44	221
1864	45	217
1865	45	216
Moyenne 1861—65	**44**	**215**
1866	47	239
1867	49	243
1868	50	258
1869	47	256
1870[1])	45	225
Moyenne 1866—70	**48**	**245**
1871	51	295
1872	41	254
1873	46	256
1874	46	248
1875	48	268
Moyenne 1871—75	**46**	**264**
1876	48	258
1877	49	256
1878	50	248
1879	49	255
1880	51	254
Moyenne 1876—80	**49**	**254**
1881	49	244
1882	51	242
1883	53	250
Moyenne 1881—83	**51**	**245**

[1]) Les documents relatifs au département de la Seine, c'est-à-dire à la ville de Paris et à sa banlieue pendant l'année 1870, ont été détruits par l'incendie et n'ont pu être compris dans la statistique générale.

21° — Il est relativement rare qu'un mariage légitime plus d'un enfant. 100 mariages légitimateurs légitiment en France 123 enfants ; cette proportion se retrouve dans presque toutes les parties de la France, elle est un peu moindre dans les campagnes (115) que dans les villes (125). (Voir plus loin.)

22° *Les légitimations à Paris.* — Sur 1000 naissances illégitimes survenues à Paris,[1] on compte 187 enfants légitimés. La proportion est exactement la même pour les garçons et pour les filles.

Le fait d'avoir été reconnu antérieurement augmente pour un enfant la chance d'être légitimé ultérieurement : Sur 1000 enfants reconnus on en compte 217 légitimés par mariage ultérieur de leurs parents, tandis que sur 1000 enfants non reconnus, on ne compte que 163 enfants légitimés.[2]

Les légitimations se font à Paris avec moins de rapidité qu'en Belgique ou que dans les Pays-Bas :

Pour 1000 enfants légitimés, combien le sont à chaque âge?
(Paris.)

0 à 3 mois . . .	53
3 mois à 6 mois .	73
6 mois à 1 an . .	134
1 à 5 ans	467
Plus de 5 ans . .	273
	1000

Les chiffres sont sensiblement les mêmes pour les garçons et pour les filles et à peu près les mêmes pour tous les arrondissements de Paris. Ainsi le quart seulement des légitimations se fait dans la première année de la vie, et non le tiers, comme en Belgique (260 au lieu de 304).

On peut exprimer la fréquence des légitimations à Paris en disant que sur 1000 mariages il y en a 103 qui sont accompagnés de légitimation de un ou plusieurs enfants.

En moyenne, chacun de ces derniers mariages légitime 1,4 enfants. Cette proportion est un peu plus élevée dans les arrondissements pauvres que dans les arrondissements plus aisés (1,3 enfants par mariage légitimant dans les dix arrondissements du centre, et 1,5 dans les dix arrondissements excentriques); cette différence se retrouve pour chacun d'eux considéré isolément.

La fréquence des légitimations varie beaucoup avec chaque arrondissement. En général, les arrondissements du centre (arrondissements relativement aisés) présentent par rapport au nombre des naissances illégitimes

[1] Nous ne prenons pour base de notre calcul que les naissances provenant de mères *domiciliées* à Paris ; parce que les filles mères de la banlieue qui viennent accoucher dans les hôpitaux de Paris ne peuvent légitimer leurs enfants qu'en se mariant à la mairie de leur domicile.

[2] Toutefois il faut observer que nous calculons le nombre des enfants non reconnus d'après le nombre des naissances diminué des enfants reconnus ; or, entre la naissance et la reconnaissance, la mort peut supprimer un certain nombre d'enfants, ce qui abaisse le rapport ci-dessus.

moins de légitimations que les arrondissements excentriques, habités en grande partie par la population pauvre (le XVIe arrondissement [Passy] et une partie du XVIIe étant mis à part).

Les arrondissements très populeux de l'est (Buttes Chaumont, Ménilmontant, Reuilly, Gobelins) sont surtout remarquables par le nombre des légitimations. Il existe une relation très étroite entre la proportion des légitimations et la fréquence des contrats de mariage. On ne fait guère à Paris de contrat de mariage que pour les époux ayant quelque fortune. De là vient la relation signalée. Plus il y a de contrats de mariage dans un arrondissement, plus cet arrondissement contient de familles aisées, et moins il y a de légitimations par rapport au nombre des illégitimes.

La proportion des illégitimes par rapport au nombre total des naissances est loin de varier dans les mêmes proportions d'un arrondissement à l'autre. A Paris, le quart environ des enfants sont illégitimes, proportion qui ne saurait être regardée comme très élevée, étant donné qu'il s'agit d'une très grande ville. Cette proportion se retrouve presque la même dans tous les arrondissements, quel que soit leur degré d'aisance. On remarque des proportions plus élevées dans le Ve (Panthéon) et dans le VIe arrondissement (Luxembourg), qui sont le quartier des étudiants, et dans le IXe arrondissement (Opéra).

Fréquence des légitimations dans les différents arrondissements de Paris.

No des arrondissements	Nom des arrondissements	Pour 1000 mariages, combien de contrats de mariage?	Pour 1000 naissances vivantes, combien d'illégitimes?	Pour 1000 naissances vivantes illégitimes, combien d'enfants légitimés?	Pour 1000 mariages, combien de mariages avec légitimation d'enfant?	100 mariages légitimateurs ont légitimé combien d'enfants?
I	Louvre	221	296	118	52	149
II	Bourse	204	306	106	69	114
III	Temple	220	252	181	90	125
IV	Hôtel de Ville	175	262	204	106	132
V	Panthéon	153	327	132	84	153
VI	Luxembourg	230	331	88	72	130
VII	Palais Bourbon	231	211	152	58	131
VIII	Élysée	329	227	180	50	115
IX	Opéra	301	317	144	68	130
X	St. Laurent	192	271	158	91	127
XI	Popincourt	112	265	145	92	145
XII	Reuilly	111	199	303	136	151
XIII	Gobelins	62	235	263	157	149
XIV	Observatoire	160	257	162	102	140
XV	Vaugirard	126	220	233	118	154
XVI	Passy	248	231	200	72	154
XVII	Batignolles	158	287	213	133	138
XVIII	Montmartre	65	266	197	122	151
XIX	Buttes Chaumont . . .	77	226	297	157	148
XX	Ménilmontant	72	299	227	168	169
	Paris	163	267	186	103	143

On peut résumer ce tableau en disant que, à Paris, un quart environ des naissances sont illégitimes. La proportion est à peu près la même dans les quartiers riches et dans les quartiers pauvres. Mais dans les quartiers riches, le mal une fois arrivé, on a moins de tendance à le réparer que dans les quartiers pauvres, ce qui tient sans doute à l'inégalité de la condition des deux parents, qui est plus fréquente dans les quartiers riches que dans les quartiers pauvres. Les différences qui les séparent au point de vue des légitimations sont d'ailleurs peu importantes. En général, le nombre des légitimations à Paris ne correspond guère qu'au cinquième des naissances illégitimes.

23° *Légitimations dans les départements.* — Si l'on traduit en cartogramme les chiffres des tableaux numériques qui concernent les enfants illégitimes dans les départements français, on trouve les résultats remarquables qui suivent:

Carte de la natalité illégitime — La France se partage au point de vue de la natalité illégitime en deux régions bien distinctes, que l'on sépare à peu près en tirant une ligne qui, partant des limites de la Normandie et de la Bretagne, soit du Mont St. Michel, se dirigerait vers Lyon et de là gagnerait la ville de Genève. Dans presque toute la région située au nord-est de cette ligne, les naissances illégitimes sont relativement assez nombreuses (de 20 à 30 naissances illégitimes annuelles pour 1000 femmes non mariées de 15 à 50 ans). Dans presque toute la région située au sud-ouest de cette ligne, elles sont rares (de 5 à 15 naissances illégitimes annuelles pour 1000 femmes non mariées de 15 à 50 ans).

Vous trouverez en consultant le tableau numérique trois ou quatre exceptions seulement à chacune des deux règles que je viens de formuler; on peut donc dire qu'elle caractérise bien l'ensemble des 87 départements français.

Si ensuite nous construisons une carte des légitimations en France *(sur 1000 naissances illégitimes, combien d'enfants légitimés?)*, nous obtenons une carte identique à la précédente. Même ligne de séparation partant du Mont St. Michel pour aller à Lyon et de là à Genève. Au nord-est de cette ligne, une forte proportion de légitimations (de 300 à 400 pour 1000 naissances illégitimes). Au sud-ouest, la proportion est faible (de 100 à 200 légitimations pour 1000 naissances illégitimes).

Ainsi, dans le nord et dans l'est de la France, les habitants commettent plus de naissances illégitimes que dans le midi; mais, la faute commise, ils la réparent.

Dans le Midi, dans le Centre et surtout en Bretagne, il est vrai qu'ils commettent peu de naissances illégitimes, mais lorsque la faute est faite, ils ne se soucient pas d'épouser la mère.

Les chiffres que j'ai calculés pour les présenter à ce Congrès se rapportent à la période 1874—83. Lors du premier Congrès de démographie à Paris en 1878, vous avez pu voir à l'Exposition deux cartes construites l'une par mon père, pour les années 1854—66, l'autre par M. Lafabrègue, et qui présentaient avec les miennes une très grande analogie. Les lois générales à tirer de ces deux cartes étaient exactement celles que je viens de formuler, et les chiffres ressemblaient beaucoup aux miens. La seule différence consiste en ce que la natalité illégitime a un peu diminué dans presque tous les départements français.

On peut calculer encore le rapport suivant : *Sur 1000 mariages, combien de mariages légitimateurs?* On peut reprocher à ce rapport de n'être pas très conforme aux règles du calcul qui veut que l'on compare l'ensemble des *effets* à l'ensemble des *causes*, car un mariage non légitimateur ne contribue en rien à *produire* un mariage légitimateur. Ce qui cause un mariage légitimateur, ce sont les gens non mariés; ils peuvent à leur gré se marier avant ou se marier après avoir eu des enfants. Le rapport qui précède indique dans quelle proportion ils choisissent l'une ou l'autre méthode, mais le rapport rigoureusement logique pour apprécier la fréquence de ces mariages serait de calculer : *sur 1000 mariables, combien de mariages légitimateurs?* J'ai pourtant préféré calculer *sur 1000 mariages, combien de légitimateurs?* parce que ce rapport m'a paru résumer d'une façon plus frappante les mœurs d'un pays.

Sous ce rapport, il existe une grande différence entre les départements de l'extrême nord de la France (Nord, Pas de Calais, Somme, Aisne, Seine-Inférieure et Seine) d'une part, et tout le reste du pays, d'autre part. Dans les cinq départements nommés ci-dessus, un dixième des mariages a pour effet (et sans doute pour cause) la légitimation d'un enfant (et rarement de plusieurs). Dans le reste de la France, les mariages légitimateurs ne forment qu'une fraction beaucoup plus faible de l'ensemble des mariages.

La statistique de France ne relève pas l'âge des enfants légitimés, ce qui rend très délicat le calcul de la mortalité de ces enfants, puisque un certain nombre sont inscrits à leur naissance comme illégitimes, puis, s'ils meurent plus tard, ils sont inscrits comme légitimes, ce qui tend à abaisser artificiellement le taux de la mortalité.

Nous ne pouvons donc pas savoir avec quelle rapidité les parents s'empressent de légitimer leurs enfants.

J'ai essayé d'y parvenir par un détour, en calculant combien 100 mariages légitimateurs légitiment d'enfants. En effet, si les parents s'empressaient tous de légitimer leur enfant avant la première année de sa vie par exemple, nous trouverions que (en faisant abstraction des grossesses doubles) 100 mariages légitimeraient 100 enfants, puisque dans cette hypothèse ils n'auraient pas le temps d'avoir un second enfant. Au contraire, si l'on trouve que 100 mariages légitimateurs légitiment en moyenne 200 enfants, on sera autorisé à croire que la moitié au moins de ces enfants a déjà atteint un âge assez avancé. Sans vouloir exagérer les conclusions à tirer d'un pareil calcul, dont les défauts s'aperçoivent à première vue, je remarque qu'en France 100 mariages légitimateurs légitiment en moyenne 123 enfants; ce résultat se retrouve approximativement sur toute l'étendue du territoire et n'est sensiblement dépassé que à Paris, dans l'Aisne. dans le Loiret et dans la Corse.

J'ai fait remarquer la ressemblance qui existe à Paris entre la fréquence des légitimations et la rareté des contrats de mariage. Dans les arrondissements où les mariages sont souvent précédés d'un contrat (indice d'une certaine fortune) les légitimations sont rares (comparées aux naissances illégitimes) et réciproquement, résultat qui s'explique par ce fait que les contrats de mariage à Paris sont un indice de fortune, et que dans les quartiers riches, les deux auteurs d'une naissance illégitime appartiennent à une classe sociale plus souvent différente que dans les quartiers pauvres. Cette remarque m'a conduit à chercher s'il en était ainsi pour le reste de la France et si j'y trouverais une explication de cette division de la France en deux régions déterminées par une ligne allant du Mont St. Michel à Lyon.

Le cartogramme construit à l'aide des chiffres que je vous présente confirme en grande partie la règle observée à Paris. Dans la moitié méridionale de la France, les contrats de mariage sont beaucoup plus fréquents que dans la moitié septentrionale, et surtout que dans les départements de l'est; ce n'est pas que le Midi soit plus riche que le Nord, mais la fortune y est plus exclusivement agricole et elle y est plus divisée, aussi la moitié et parfois les deux tiers des mariages sont précédés d'un contrat; or nous avons vu que la fréquence les légitimations est faible dans le Midi de la France. Cette observation confirme donc la règle ci-dessus établie : beaucoup de contrats de mariage, peu de légitimations. Il est vrai que dans le Midi les départements qui bordent la Méditerranée comptent assez peu de contrats de mariage; mais justement ils comptent aussi un peu plus de légitimations que leurs voisins et l'exception qui les concerne contribue à confirmes la règle générale.

La Bretagne donne un éclatant démenti à la règle que nous essayons d'établir; les enfants illégitimes y sont rarement légitimés, et pourtant ce n'est pas la différence de position sociale de leurs parents qui en est cause, car la fortune y est peu divisée et les contrats de mariage y sont rares.

Peut-être peut-on résumer ce qui précède en disant que, toutes choses égales d'ailleurs, dans les pays où la fortune foncière est très divisée (ce qui se traduit par des contrats pour un grand nombre de mariages) les légitimations d'enfants sont plus rares que dans les pays où une grande partie du peuple n'a rien. En Bretagne, il semble que la rareté des légitimations doive être attribuée à d'autres causes.

III.

De la mortinatalité des illégitimes.

24° — La mortinatalité des illégitimes l'emporte, comme on sait, sur celle des légitimes dans tous les pays de l'Europe, même dans ceux où les naissances illégitimes sont relativement fréquentes. On trouvera sur ce point les chiffres démonstratifs dans le tableau annexé.

Ce ne sont pas seulement les probabilités de mortinatalité qu'il faut considérer; la façon de compter les mort-nés varie avec chaque pays, et dans quelques-uns elle est assez défectueuse et sujette à omissions. On trouvera des renseignements précieux sur ce point dans les *Confronti internazionali* de M. Bodio. Mais lorsque des omissions se produisent, il faut croire qu'elles pèsent à peu près également sur les deux états civils, car toujours la mortinatalité des illégitimes l'emporte sur celle des légitimes.

25° — Pour mieux mettre en évidence cette différence, nous avons fait le calcul suivant: *la mortinatalité des légitimes étant 100, que devient celle des illégitimes?* On voit ainsi qu'en France cette différence est plus grande que dans aucun des pays où la statistique des mort-nés est satisfaisante.

Mortinatalité des légitimes et des illégitimes comparée dans les divers pays de l'Europe.

PAYS	Période d'observation	Sur 1000 naissances de chaque catégorie (mort-nés inclus), combien de mort-nés ou déclarés tels			La mortinatalité des légitimes étant 100, celle des illégitimes est
		Légitimes	Illégitimes	Ensemble	
I. Pays dans lesquels la recherche de la paternité est interdite:					
France	1878—82	41,7	78,1	44,4	189
Alsace-Lorraine	—	35,9	52,8	37,1	147
Belgique	—	43,3	58,4	44,5	135
Pays-Bas	—	49,6	81,0	50,6	163
Italie	—	30,3	40,4	31,1	133
Roumanie	—	10,8	28,5	11,6	264
II. Pays dans lesquels la recherche de la paternité est permise:					
Suisse [1])	—	37,2	62,4	38,4	168
Allemagne [1])	—	37,7	48,5	38,7	129
Prusse [1])	—	39,0	53,8	40,2	138
Saxe	—	38,3	46,6	39,4	122
Thuringe	—	37,6	52,0	39,1	138
Bavière	—	33,2	36,4	33,6	110
Wurtemberg	—	36,7	39,6	37,0	108
Bade	—	30,0	36,2	30,4	121
Autriche cisleithane	—	23,9	37,7	25,9	158
Hongrie	—	14,1	29,6	14,9	210
Croatie-Slavonie	—	11,9	29,9	12,5	251
Finlande	—	26,5	46,2	26,5	174
Suède	—	27,5	36,9	28,5	134
Norvège	—	31,6	50,1	33,1	158
Danemark	—	29,6	37,1	29,4	125
Massachussetts	—	—	—	29,8	—
Vermont	1872—76	—	—	28,3	—
Connecticut	1878—82	—	—	24,0	—
Rhode Island	1882—83	—	—	35,0	—

[1]) La recherche de la paternité est interdite dans quelques parties de ce pays.

26° — La statistique des mort-nés en Autriche attribue aux diverses provinces de cet empire des chiffres si faibles qu'il est peut-être permis de demander si leur exactitude ne laisse rien à désirer. La mortinatalité pour l'ensemble de l'empire ne serait d'après ces chiffres que de 26,5 pour 1000 naissances, et elle serait beaucoup plus faible pour quelques-uns des pays qui le composent. On peut donc craindre qu'il n'y ait des omissions. S'il en est ainsi, il faut croire que les omissions se font avec uniformité dans la même proportion pour toutes les catégories de naissances, car les chiffres relatifs à la mortinatalité en Autriche obéissent aux lois que nous observons dans les autres pays. C'est-à-dire que:

1° la mortinatalité des garçons l'emporte sur celle des filles;

2° la mortinatalité des illégitimes l'emporte sur celle des légitimes;

3° cet excès de mortinatalité qu'entraîne l'illégitimité est supporté par les filles plus encore que par les garçons.

4° L'illégitimité fait sentir sa funeste influence sur toutes les catégories d'enfants. Par exemple la mortinatalité des jumeaux déjà double de celle des autres enfants augmente encore lorsque ces jumeaux sont illégitimes.

Tels sont les principaux enseignements qui ressortent des tableaux suivants:

Autriche (1881—82).

Sur 1000 naissances de chaque catégorie (mort-nés compris), combien de mort-nés?

États et Provinces	Légitimes			Illégitimes			Ensemble		
	masc.	fem.	total	masc.	fem.	total	masc.	fem.	total
Basse-Autriche . . .	39	29	34	52	41	46	42	32	37
Haute-Autriche . . .	31	26	29	34	37	35	32	28	30
Salzbourg	30	26	28	45	29	37	34	27	31
Styrie	34	25	30	45	40	43	37	29	33
Carinthie	23	17	20	33	28	30	27	22	25
Carniole	18	14	16	31	25	28	19	15	17
Trieste et banlieue . .	33	23	28	51	41	47	36	27	31
Goritz et Gradisca . .	—	—	18	—	—	46	—	—	19
Istrie	23	16	20	38	40	39	24	16	20
Tyrol	15	9	12	23	19	21	15	9	12
Vorarlberg	11	10	11	42	29	36	13	12	12
Bohême	30	24	28	38	38	38	31	26	29
Moravie	22	19	21	35	36	35	23	21	22
Silésie	28	23	26	33	36	35	28	25	26
Galicie	26	21	24	40	34	37	28	23	26
Bucovine	19	14	17	35	27	31	21	16	18
Dalmatie	10	7	9	27	22	25	10	7	9
Autriche cisleithane .	27	22	24	40	36	38	29	24	27

27° — On a attribué quelquefois [1] l'excès de la mortinatalité illégitime à ce fait, déjà constaté plus haut, que les illégitimes sont généralement des premiers nés, parce que la mère, avertie par ce premier malheur, se marie ou bien s'abstient le plus souvent de s'exposer à de nouvelles couches. Or, il est certain que chez les primipares l'accouchement est plus long et plus douloureux que chez les pluripares; peut-être est-il aussi plus dangereux chez elles.

La statistique des premiers nés faite en Autriche en 1851 permet de distinguer la mortinatalité des premiers nés de celle des puînés, aussi bien pour les illégitimes que pour les légitimes.

Voici les résultats que ce calcul m'a donnés. On y verra que la funeste influence exercée par l'illégitimité s'exerce sur les puînés aussi bien que sur les aînés. On reconnaîtra aussi que les aînés sont loin d'avoir une mortinatalité supérieure à celle de l'ensemble de leurs cadets.

Sur 1000 naissances de chaque catégorie (mort-nés compris), combien de mort-nés?

(Empire d'Autriche 1851.)

	Légitimes	Illégitimes
Premiers nés	12,7	26,3
Puînés	12,8	30,5
	12,75	28,6

Il semble résulter de ces chiffres que l'excès de la mortinatalité ne résulte pas de ce que les illégitimes sont souvent premiers nés et que cette circonstance ne paraît même pas leur être défavorable.

Les chiffres qui précèdent exciteront probablement la surprise, car lorsque la mère est trop mal conformée pour pouvoir accoucher, son enfant succombe le plus souvent avec elle à l'accouchement qui, dans ce cas, reste nécessairement le premier et unique. Il semble donc que le premier accouchement devrait — pour ce motif et pour d'autres encore — présenter un chiffre de mortinatalité plus élevé que les suivants. Cependant les chiffres qui précèdent peuvent être considérés comme l'expression de la vérité. L'excellente statistique de la ville de Berlin, toujours si précieuse à consulter, jette sur ces chiffres une vive lumière et les explique.

La statistique de Berlin permet en effet de calculer la mortinatalité des enfants légitimes selon leur ordre de primogéniture. Voici les résultats de ce calcul instructif:

Sur 1000 naissances légitimes de chaque catégorie, combien de mort-nés?

(Ville de Berlin 1879—83.)

	Garçons	Filles	Ensemble
1er enfant	43,1	34,1	38,7
2e "	30.6	26,5	28,6

---

[1] Voir l'observation ingénieuse de M. Kummer au Congrès de démographie de La Haye.

	Garçons	Filles	Ensemble
3e enfant	29,5	24,5	27,0
4e „	34,0	27,0	30,5
5e „	34,7	29,6	32,2
6e „	39,5	31,2	35,4
7e „	44,6	31,7	38,5
8e „	44,5	34,9	39,7
9e „	50,8	44,0	47,5
10e et suivants	60,4	46,9	53,6
Ensemble	39,0	31,7	35,3

On voit que le premier accouchement est à vrai dire plus dangereux pour l'enfant que le second, et même le second paraît un peu plus dangereux que le troisième. Mais à partir du quatrième, la mortinatalité va sans cesse en augmentant petit à petit et très régulièrement. Ces lois sont également vraies pour les deux sexes.

Cette augmentation de la mortinatalité à partir du 3e accouchement est tout à fait inattendue. Mais la statistique berlinoise nous en donne l'explication : c'est que la mortinatalité est en rapport avec l'âge de la mère. Plus elle est âgée (c'est presque forcément le cas lorsqu'il s'agit du 4e ou du 5e accouchement) et plus ses enfants sont débiles ; s'il s'agit de naissances illégitimes, les chiffres sont en outre multipliés par un facteur constant.

Pour 1000 naissances (mort-nés compris) de chaque catégorie, combien de mort-nés ?
(Ville de Berlin 1879—83.)

Ages des parturientes	Légitimes	Illégitimes
De 15 à 20 ans	29,8	43,6
„ 20 „ 25 „	27,7	52,7
„ 25 „ 30 „	31,5	59,3
„ 30 „ 35 „	33,7	63,6
„ 35 „ 40 „	43,0	56,5
„ 40 „ 45 „	50,9	69,1
„ 45 „ 50 „	67,0	—
Ensemble	35,3	58,6

On voit que, à chaque âge, la mortinatalité des illégitimes l'emporte sur celle des légitimes, même à l'âge de 15 à 20 ans, où la majorité des uns et des autres sont sans doute des premiers-nés. [1]

---

[1] Cette assertion ne me paraît pas trop hardie ; cependant on remarquera qu'il existe une grande différence entre la mortinatalité (29,8) des enfants légitimes nés à cet âge de leur mère et celle (38,7) de l'ensemble des premiers-nés, et cette différence est d'autant plus remarquable que les deux chiffres viennent du même document. Cette différence semble indiquer que lorsque la mère est très jeune, le premier accouchement ne présente pas pour l'enfant les mêmes dangers que lorsque le squelette de la mère est plus complètement ossifié et suturé.

Au point de vue que nous considérons ici, il résulte des chiffres qui précèdent que la primogéniture des illégitimes ne suffit pas pour expliquer l'excès constant de leur mortalité.

28° — En France, la mortinatalité illégitime est presque double de la légitime, augmentation considérable qui ne se retrouve en aucun pays de l'Europe.

Pour 1000 naissances de chaque catégorie (mort-nés inclus), combien de mort-nés?

(France 1874—83). [1]

	Légitimes			Illégitimes			La mortinatalité des filles étant 100, celle des garçons devient		La mortinatalité des légitimes étant 100, celle des illégitimes devient
	masc. 1	fem. 2	total 3	masc. 4	fem. 5	total 6	Légit. 7	Illégit. 8	9
Département de la Seine	67,5	53,5	60,6	91,5	79,4	85,5	126	115	141
Population urbaine (moins la Seine) .	53,0	41,1	47,8	88,8	76,4	82,7	129	116.	173
Population rurale .	44,1	30,0	37,3	75,5	61,4	68,6	147	123	184
France	48,2	34,6	41,7	84,1	71,5	78,0	139	118	187

Ces chiffres, très comparables à ceux que mon père a calculés pour des périodes plus anciennes, nous montrent:

1° que la mortinatalité est plus grande dans la Seine (c'est-à-dire à Paris) que dans les autre villes et plus grande dans celles-ci que dans les campagnes.

2° Que la mortinatalité des garçons l'emporte de beaucoup sur celle des filles, et cela surtout dans les campagnes.

3° Que l'illégitimité élève toujours la mortinatalité, quel que soit le sexe et l'habitat; mais que sa funeste influence a (proportionnellement à la mortinatalité légitime) plus d'action dans les campagnes que dans les villes et surtout qu'à Paris (voir col. 9), et plus d'action sur les filles que sur les garçons (comparer col. 7 et col. 8).

---

[1] Il n'échappera pas au lecteur que si (col. 9) le chiffre moyen de la France n'est pas intermédiaire entre les trois catégories de population, cela vient de ce que la population rurale donne la grande masse des nés et mort-nés légitimes, tandis que la population urbaine donne la majorité des mort-nés illégitimes. La mortinatalité des villes étant sensiblement plus élevée que celle des campagnes, l'écart moyen de la France se trouve augmenté d'autant.

29° — Le tableau numérique que je vous présente donne le taux de la mortinatalité légitime et de la mortinatalité illégitime dans chaque département de France. Naturellement les chiffres des illégitimes dépassent toujours de beaucoup ceux des légitimes, mais en général le coefficient par lequel l'illégitimité multiplie la mortinatalité est assez constant. Aussi les deux cartes de France que l'on peut construire avec ces chiffres se ressemblent remarquablement. Il est vrai que la Corse et que le Gard ont une mortinatalité légitime des plus faibles et une mortinatalité illégitime des plus fortes, mais ce sont là des exceptions presque uniques.

La distribution géographique de la mortinatalité n'a pas cette simplicité que nous avons remarquée pour la natalité illégitime ni pour les légitimations, mais elle est très constante, car le cartogramme construit avec mes chiffres est de tous points semblable à celui que mon père a construit pour la période 1856—65. Il résulte de ces cartogrammes que la mortinatalité est plus élevée en Bretagne, en Normandie, dans le nord et l'est de la France et notamment en Provence, tandis qu'elle est plus faible dans le centre et dans les Pyrénées.

30° *Mortinatalité des jumeaux illégitimes.* — L'illégitimité fait sentir son influence néfaste en toute circonstance.

Les jumeaux sont naturellement soumis à une mortinatalité beaucoup plus forte que les enfants nés d'une grossesse simple, ce qui s'explique aisément, puisque l'accouchement est pour eux beaucoup plus laborieux. Mais si les jumeaux sont illégitimes, les dangers qui les menacent sont encore aggravés, ainsi qu'il résulte de la statistique autrichienne très curieuse sous ce rapport:

Sur 1000 jumeaux, combien de mort-nés?
(Autriche 1881—82.)

	Légitimes	Illégitimes
Basse-Autriche	78	98
Haute-Autriche	57	88
Styrie	68	130
Bohême	55	80
Moravie	34	62
Galicie	43	64
Autriche cisleithane . , ...	49	79

Mais ce n'est pas tout; l'illégitimité pèse sur chaque catégorie de naissance quel que soit le détail que l'on considère. J'en citerai un exemple curieux.

Il résulte des statistiques autrichiennes et des statistiques parisiennes que la composition sexuelle des grossesses doubles exerce une influence très étrange, très inexplicable, mais très constante sur la vitalité des jumeaux: *les grossesses composées de deux garçons subissent de plus grands dangers que les grossesses composées de deux filles*, ce qui peut encore s'expliquer puisque les garçons ont toujours une mortinatalité plus grande que les filles. Mais ce qui ne s'explique pas, c'est que *les grossesses composées d'un garçon et d'une fille sont exposées à moins de dangers que les autres.* Cette règle se retrouve dans toutes les provinces de l'Autriche où les chiffres sont suffisamment élevés pour permettre de calculer des rapports sérieux.

Sur 1000 jumeaux légitimes, nés de grossesses de chaque catégorie, combien de mort-nés? (1881—82)

Provinces	Grossesses composées de deux garçons	Grossesses composées de deux filles	Grossesses composées d'un garçon et d'une fille
Basse-Autriche	103	82	55
Bohême	65	60	41
Moravie	47	34	21
Galicie	54	47	32
Autriche cisleithane	59	52	37

On voit la grande régularité de cette loi bizarre.

L'illégitimité la respecte, mais en grossissant uniformément tous les chiffres.

Sur 1000 jumeaux illégitimes, nés de grossesses de chaque catégorie, combien de mort-nés? (1881—82)

Provinces	Grossesses composées de deux garçons	Grossesses composées de deux filles	Grossesses composées d'un garçon et d'une fille
Basse-Autriche	105	118	72
Bohême	101	80	50
Galicie	83	65	48
Autriche cisleithane	94	86	60

La ville de Paris m'a fourni des résultats analogues.

Sur 1000 jumeaux nés de chaque catégorie de naissance, combien de mort-nés?

(Paris 1880—1884.)

	Grossesses composées de deux garçons	Grossesses composées de deux filles	Grossesses composées d'un garçon et d'une fille	Total des grossesses doubles
Légitimes	222	131	120	169
Illégitimes	281	213	125	260

On voit qu'à Paris comme en Autriche les grossesses composées de deux garçons donnent plus de mort-nés que celles qui sont composées de deux filles; que celles qui sont composées d'un garçon et d'une fille sont les moins dangereuses. Et qu'enfin l'illégitimité augmente la mortinatalité des uns et des autres.

Ces problèmes obscurs de physiologie sortent de notre compétence, et d'ailleurs je n'etrevois pas quelle explication l'embryologie pourrait leur donner dans l'état actuel ue nos connaissances.

Les chiffres qui précèdent nous ont éloigné de notre conclusion qui est celle-ci: c'est que les jumeaux illégitimes sont frappés d'une mortinatalité plus forte encore que celle des jumeaux légitimes.

31° *De la mortinatalité des illégitimes à chaque âge du fœtus.* — On a souvent agité la question de savoir si c'est le crime ou si c'est la misère de la mère qui cause cette forte mortinatalité des illégitimes. Les médecins ont généralement une tendance à croire que la misère de la mère n'a pas d'influence notable sur le produit de la conception. J'ai cité lors du Congrès de démographie de La Haye quelques chiffres qui me paraissent contraires à cette opinion et que je vais fortifier par quelques données plus récentes.

La famine effroyable qui a pesé sur la Finlande pendant les fatales années 1866—67 a augmenté le nombre des mort-nés, prouvant ainsi que la misère exerce une action nuisible sur le produit de la conception.

La misère de la mère peut donc influer sur la vitalité du fœtus. Reste à savoir si c'est bien à ce facteur qu'il faut attribuer l'excès des mort-nés illégitimes.

32° — Je ne puis que confirmer sur ce point ma communication faite au Congrès de démographie de La Haye, en y joignant quelques chiffres plus nouveaux qui montreront la constance et la régularité des phénomènes observés.

La mortinatalité, ainsi que nous l'avons déjà remarqué, est très forte à Paris, tant pour les légitimes que pour les illégitimes. Pour ceux-ci, à Paris comme ailleurs, elle est plus forte encore que pour les légitimes. Çet excès de la mortinatalité illégitime se fait sentir à toutes les époques de la grossesse.

Paris. Sur 1000 grossesses de chaque durée, combien d'avortements?

Durée de la grossesse	Légitimes		Illégitimes		Ensemble	
	1880—82	1884—86	1880—82	1884—86	1880—82	1884—86
0—4 mois	3	3	3	3	3	3
4 à 5 "	6	6	8	7	6	6
5 à 6 "	10	10	15	14	11	11
6 à 7 "	13	14	22	22	15	16
7 à 8 "	11	11	17	15	12	12
8 à 9 "	29	26	32	24	29	25
De 0 à 9 mois	68	68	92	81	75	71,5

Ce petit tableau [1]) nous montre déjà que s'il faut attribuer au crime l'excès de la mortinatalité illégitime sur la mortinatalité légitime à Paris, il faut donc admettre que l'avortement provoqué et l'infanticide y contribuent dans une égale proportion; ce résultat mérite d'être remarqué au passage.

33° — L'état civil considère en France comme mort-né tout enfant mort avant d'avoir été inscrit sur le registre des naissances, inscription qui doit se faire dans le délai de trois jours. Il en résulte que la définition statistique des mort-nés reste assez vague, elle est très différente de celle des médecins légistes qui ne déclarent mort-nés que les enfants qui n'ont pas respiré. C'est pourquoi à Paris je fais relever sur les bulletins des mort-nés si l'enfant est mort avant ou après avoir respiré, renseignement que la percussion de la poitrine révèle sans difficulté.

Cette donnée est fournie pour les légitimes et pour les illégitimes. Nous pouvons l'utiliser pour la recherche qui nous occupe. Il est bien rare en effet et presque impossible qu'un enfant qu'on assassine à sa naissance n'ait pas respiré. Donc si le crime est un facteur important de la mortinatalité illégitime, nous trouverons parmi les mort-nés illégitimes une proportion d'enfants ayant respiré plus forte que parmi les légitimes.

Voyons s'il en est ainsi. Le tableau suivant nous donne même ce renseignement pour chacun des âges de la grossesse.

Paris. — Sur 100 enfants inscrits comme mort-nés de chaque catégorie d'âge et d'état civil, combien avaient respiré avant de mourir?

	Légitimes		Illégitimes	
	1880—82	1884—86	1880—82	1884—86
De 5 à 6 mois	30	27	23	25
6 à 7 „	33	30	32	30
7 à 8 „	29	20	25	21
8 à 9 „ . . . . . . :	17	16	17	17

On voit qu'entre les légitimes et les illégitimes il n'y a pas de différence et que des résultats tout à fait analogues se retrouvent dans chacune des périodes étudiées. Ainsi la fréquence des mort-nés reste plus forte parmi les illégitimes à chaque âge de la grossesse, mais la proportion des enfants qui ont respiré avant de mourir est toujours la même pour les deux états civils.

34° — Ce fait semble bien indiquer que le crime n'intervient pas — ou du moins qu'il n'intervient pas pour une part prépondérante — dans la fréquence des mort-nés illégitimes. Il faut aussi remarquer la régularité

---

[1]) Il est à peine nécessaire de dire que les renseignements relatifs aux quatre ou cinq premiers mois de la grossesse sont très incomplets.

et la constance des chiffres du tableau qui précède, les chiffres des deux colonnes restant sans cesse à peu près égaux et subissant des variations parallèles. Il résulte de ces chiffres que la même règle s'applique aux deux états civils: pour les légitimes comme pour les illégitimes, la fréquence des mort-nés qui ont respiré avant de mourir diminue à mesure que l'on considère des fœtus plus avancés en âge. Si une cause artificielle, telle que le crime, intervenait dans la production des mort-nés illégitimes, elle ne pourrait manquer de brouiller la ressemblance des chiffres.

35° — Enfin une dernière considération nous fera incliner à croire que, à Paris du moins, c'est la misère des filles-mères qui contribue surtout à augmenter la mortinatalité de leurs enfants. C'est que les femmes légitimes, lorsqu'elles sont pauvres, présentent une mortinatalité tout aussi élevée que les filles-mères.

C'est ce que l'on remarque lorsque l'on considère à part les naissances survenues hors domicile (chez les sages-femmes ou à l'hôpital).

On voit ainsi que les femmes mariées assez pauvres pour aller accoucher à l'hôpital ont une mortinatalité considérable:

Sur 1000 naissances de chaque catégorie, combien de mort nés ?
(Ville de Paris.)

	Légitimes		Illégitimes	
	nés au domicile de leur mère	nés hors du domicile de leur mère	nés au domicile de leur mère	nés hors du domicile de leur mère
1880	64	96	84	93
1881	66	136	81	107
1882	69	117	88	107
1883	64	126	88	90
1884	67	122	70	95
1885	65	128	82	83
1886	63	128	69	106

On voit que ces différences se sont reproduites avec constance. Ce n'est pas à l'atmosphère de l'hôpital que l'on peut attribuer cette forte mortinatalité; il est donc permis peut-être de l'attribuer à la misère physiologique des femmes qui viennent y accoucher. On peut faire pourtant une objection très sérieuse, c'est que très souvent l'hôpital recueille des femmes dont l'accouchement est laborieux et dont les sages-femmes ont dû refuser de se charger.

Le fait est vrai et même nous en voyons la trace dans le tableau qui précède. C'est lui qui explique pourquoi la mortinatalité des légitimes nés à l'hôpital l'emporte sur celle des illégitimes. En effet les filles-mères vont, en règle générale (dans le tiers des cas environ), accoucher à l'hôpital. Les femmes mariées au contraire n'y vont à peu près jamais (3 sur 100 accouchées environ); pour qu'elles se déterminent à y aller, il faut un motif grave, tel que le fait d'un accouchement laborieux. La population mariée des hôpitaux d'accouchement est donc une population plus *choisie* (au point de vue des accouchements laborieux) que la population des filles-mères; de là vient sa mortinatalité un peu plus élevée.

Je ne conteste donc pas que les accouchements laborieux ne doivent être plus nombreux à l'hôpital qu'ailleurs. Toutefois je ne crois pas que ce fait très réel suffise à expliquer la grande mortinatalité des enfants légitimes ou illégitimes, nés dans les hôpitaux.

L'état misérable dans lequel se trouvent leurs mères, les professions pénibles qu'elles exercent, me paraissent devoir y contribuer aussi.

S'il en est ainsi, on peut se demander s'il est nécessaire d'attribuer à d'autres causes la grande mortinatalité des illégitimes, nés hors de l'hôpital. Ces enfants, remarquons-le bien, sont soumis à une mortinatalité moindre que ceux des hôpitaux, quoique ces derniers soient protégés contre les tentatives criminelles.

Cette dernière recherche me paraît donc confirmer le résultat de la précédente et me porte à croire que la misère des filles-mères entre pour une forte part dans l'excès de la mortinatalité de leurs enfants. Je ne nie pas qu'un grand nombre d'infanticides ne soient commis et qu'un certain nombre n'échappent aux recherches de la justice; ces crimes peuvent contribuer à augmenter le nombre des mort-nés illégitimes, mais je ne pense pas que leur influence soit prépondérante.

ANNEXE.

Aperçu général de la législation comparée relative aux enfants illégitimes dans les principaux pays de l'Europe.

FRANCE. Le Code Civil interdit par son art. 340 la recherche de la paternité. Elle n'est permise qu'en cas de violence. La recherche de la maternité est permise. L'enfant naturel reconnu a droit au tiers de l'héritage qu'il recevrait s'il était légitime, et il lui est interdit de recevoir davantage.

L'ITALIE, la BELGIQUE, les PAYS-BAS, la ROUMANIE, plusieurs provinces de PRUSSE RHÉNANE, plusieurs cantons suisses sont soumis aux mêmes lois. Le Grand-Duché de Bade, quoique ayant accepté les principes du Code Civil, a modifié l'art. 340.

ANGLETERRE. L'enfant illégitime ou *bastard* est considéré comme étant *filius nullius*. De là résulte qu'il ne peut pas être légitimé.

Mais ce principe n'est pas poussé jusqu'à l'absurde:

La mère est obligée de veiller à l'entretien de son enfant jusqu'à 16 ans.

En vertu des lois de 1844 et de 1872, elle peut assigner son séducteur devant le juge de paix dans les 12 mois qui suivent l'accouchement. Si le séducteur, après serment de la femme et preuve corroborative *(corroborative evidence)* est déclaré *père présumé (putative father)*, il est condamné à contribuer à l'entretien de l'enfant, mais dans une mesure très faible (5 shellings par semaine), etc.

Les paroisses ont la charge des enfants abandonnés et doivent assister les mères dans le besoin. Aussi ce sont elles qui autrefois *obligeaient* la femme à nommer son séducteur.

L'enfant n'hérite pas, mais il peut recevoir.

ÉCOSSE. Lois analogues à l'Angleterre, mais plus favorables à l'enfant illégitime.

Il peut être légitimé.

Il a droit aux aliments ; les devoirs du père ne sont pas limités, mais varient avec sa condition. S'il s'y soustrait, il est condamné à l'amende et à la prison.

La mère peut prouver la paternité d'un individu 1° par preuves écrites, testimoniales et autres, 2° par serment (l'ordre anglais est interverti). Il suffit qu'il soit établi qu'il y a eu entre la mère et le père présumé des actes de familiarité à l'époque présumée du début de la gestation.

La preuve que la mère a eu des relations avec d'autres hommes ne détruit pas la présomption de paternité quand celle-ci a été établie *(semi-plena probatio)*.

RUSSIE. (Voir plus loin les lois propres à le Finlande et aux Provinces baltiques.) Le *Svod Zaconoff* promulgué par Nicolas Ier ne s'applique qu'aux nobles et aux bourgeois. Il ne reconnaît aucun droit aux illégitimes (en ce qui concerne les nobles). Il est impossible même de les reconnaître ou de les légitimer.

Pourtant les bourgeois peuvent légitimer leurs enfants illégitimes.

Les paysans sont régis par leurs coûtumes locales.

ESPAGNE. (Loi de Toro de 1505, developpée par la jurisprudence.) Toute reconnaissance, écrite, orale ou tacite de la part du père suffit pour établir la filiation paternelle. La possession d'état, le concubinage au moment de la conception sont des preuves suffisantes.

L'enfant naturel ne succède qu'à défaut de légitimes. Il ne prend, même en l'absence de ceux-ci, que $\frac{1}{6}$ de l'héritage du père et il le partage avec sa propre mère.

Les adultérins et incestueux sont exclus de tout héritage.

PORTUGAL. La paternité se prouve par un écrit du père dans lequel il déclare expressément sa paternité et par la possession d'état (enfant réputé et traité comme tel par ses parents, leur famille et le public).

Les adultérins et incestueux ne peuvent rechercher leur filiation.

En l'absence de légitimes, l'enfant illégitime a droit à toute la succession. Il concourt avec les légitimes à la succession et prend $^2/_3$ de part.

SUISSE. Chaque canton ayant ses lois particulières, il convient de les diviser en deux grands groupes.

1° Les cantons allemands, plus Fribourg et les Grisons, où la libre recherche est admise, et le Valais qui accepte presque le même principe;

2° Les cantons français ou italiens de Genève, du Tessin, de Neuchâtel et de Vaud (plus le Jura bernois qui est de langue française), où les lois interdisent la recherche de la paternité.

Les cantons du premier groupe ont tous pour but de venir en aide à la mère naturelle pour assurer l'entretien de l'enfant, en mettant celui-ci soit à la charge du père, soit à celle de la commune.

La recherche du père doit être faite soit pendant la grossesse, soit très peu de temps après la naissance.

AUTRICHE. (Code de 1811.) „Est présumé père de l'enfant celui qui, suivant le mode établi par le règlement sur la procédure civile, est convaincu d'avoir eu commerce avec la mère, dans l'espace de temps compris entre le commencement du 1er et le commencement du 6e des dix mois qui précèdent la naissance, de même que celui qui en fait l'aveu même hors de justice."

L'enfant naturel a droit d'être élevé et même établi par son père (et à son défaut par sa mère) conformément à leur fortune.

Il succède à sa mère au même titre que les légitimes. Il est exclu de l'héritage du père.

HONGRIE. L'*action pour l'adjudication de la maternité* appartient à la mère qui doit prouver qu'elle a eu à l'époque de la conception des relations avec l'homme désigné par elle. Toutes les preuves sont admises. Elles tombent s'il est prouvé que la femme a eu des relations avec un autre homme.

Le père, et à son défaut la mère, est tenu proportionnellement à sa fortune, de pourvoir à l'entretien de l'enfant jusqu'à l'âge de 14 ans.

L'enfant naturel succède à sa mère, mais non à son père.

PRUSSE. La déclaration de paternité doit être intentée par un tuteur qui doit être nommé d'office par le tribunal dès que celui-ci est informé de l'existence d'un enfant illégitime.

Une loi du 24 avril 1854 simplifie la procédure.

La recherche est libre.

L'enfant illégitime est assimilé aux légitimes pour la succession *maternelle*. Quant à la succession du *père*, il a $^1/_6$ de la succession, s'il n'y a pas de légitimes, et s'il y en a, il a seulement droit aux aliments et à l'éducation jusqu'à l'âge de 14 ans.

BADE. (Code Civil français modifié.) Peut être déclaré père de l'enfant : 1° celui qui aura entretenu la mère de cet enfant, 2° celui qui occasionnellement sera convaincu d'avoir cohabité avec la mère, ou qui aura avoué volontairement sa paternité, 3° celui qui se sera rendu coupable de viol sur elle à l'époque de la conception.

BAVIÈRE. Le Code Maximilien (1756) porte que toutes les preuves sont admises pour établir la paternité, la filiation et la parenté naturelle.

Le droit successoral est à peu près le même qu'en Prusse ; les enfants adultérins ou incestueux n'ont droit qu'aux aliments.

WURTEMBERG. Règles analogues à celles de Bavière.

SAXE ROYALE. (Code Civil de 1863.) Règles analogues à celles de Bavière.

DANEMARK et NORVÈGE. Les enfants nés de fiancés sont légitimes.

Aucun texte ne prescrit ni ne règle la recherche de la paternité ; mais comme aucune loi ne l'interdit, elle se fait selon les règles du droit commun.

L'enfant naturel succède à sa mère et aux parents de celle-ci. Il succède aussi à son père et aux parents de celui-ci, mais seulement lorsqu'il a été reconnu au moyen d'une lecture publique faite devant le tribunal.

En concours avec les légitimes, il n'a droit qu'à la moitié de leur part ; à défaut de légitimes, il exclut tous les autres héritiers. (Code de Christian V, 1683.)

SUÈDE. Mêmes lois qu'en Norvège, mais le Code Christian a été remplacé en 1734 par un code qui supprime le droit successoral des enfants illégitimes.

FINLANDE. Mêmes lois qu'en Danemark, le Code Christian ayant été restauré à peu près tel quel le 27 juin 1878.

PROVINCES BALTIQUES. (Code baltique.) Libre recherche (de la preuve d'un commerce charnel entre le 300ᵉ et le 182ᵉ jour avant la naissance). Cette preuve est détruite par la preuve de relations à la même époque avec un autre homme.

L'enfant naturel a droit à des aliments jusqu'à ce qu'il puisse gagner sa vie.

Il hérite de sa mère au même titre qu'un enfant légitime. Il est exclu de l'héritage du père.

Départements français. -- Natalité illégitime, nuptialité et mortinatalité comparées en 1856—65 et 1874—83.
Contrats de Mariages et Legitimations.

| Départements | Natalité illégitime | | Nuptialité | | Contrats de mariage et légitimations | | | | Mortinatalité | | | |
| | en 1856—65 d'après le Dr.Bertillon père. Sur 1000 femmes non mariées de 15 à 50 ans, combien de naissances vivantes en un an? | en 1874—83 d'après le Dr. Jacques Bertillon. Sur 1000 femmes non mariées de 15 à 50 ans, combien de naissances (mort-nés inclus) en un an? | Sur 1000 femmes non mariées de 15 à 50 ans, combien de mariages en un an? | | 1874—83 Sur 1000 mariages, combien avec contrat de mariage? | 1874—83 Sur 1000 mariages, combien sont légitimateurs d'enfants? | 1874—83 Combien d'enfants sont légitimés par 100 mariages? | 1874—83 Pour 1000 naissances vivantes illégitimes, combien d'enfants légitimés? | Légitime Sur 1000 naissances légitimes (mort-nés inclus), combien de mort-nés? | | Illégitime Sur 1000 naissances illégitimes (mort-nés inclus), combien de mort-nés? | |
			en 1856—65	en 1874—83					1856—64	1874—83	1856—64	1874—83
Ain	11,8	11,5	70	80	786	29	108	241	37	34	75	48
Aisne	29,2	28,7	89	82	364	85	138	359	45	45	72	66
Allier	13,5	13,4	91	87	514	28	111	229	37*	34	55	56
Alpes (Basses)	4,9	6,1	82	76	593	9	112	164	41	52	55	145
Alpes (Hautes)	6,5	6,7	55	60	469	21	109	222	44	47	88	111
Alpes maritimes	11,1	17,0	62	58	149	29	116	125	51	43	76	66
Ardèche	6,7	5,6	60	74	492	11	112	181	13	30	52	76
Ardennes	15,3	15,7	77	80	219	60	116	374	44	44	61	63
Ariège	11,0	9,7	59	72	516	21	111	181	28	33	49	53
Aube	16,0	18,0	88	83	229	54	125	341	44	45	72	90
Aude	10,6	8,0	77	75	296	17	113	193	30	30	48	65
Aveyron	9,8	7,7	59	65	606	11	111	110	30	38	73	67
Bouches du Rhône	36,2	20,6	68	48	152	90	129	293	55	60	99	96
Calvados	18,1	21,4	61	62	168	49	123	189	39	46	72	74
Cantal	10,0	10,8	47	56	695	18	114	116	20	28	48	51
Charente	9,7	13,2	90	92	615	13	116	113	30	37	94	92
Charente Inférieure	9,4	7,5	88	74	555	19	127	255	37	34	94	73

Cher	19,3	18,8	83	85	328	40	113	212	26	26	40	38
Corrèze	13,3	10,1	70	86	685	15	118	167	19	27	47	66
Corse	14,4	17,7	48	54	218	46	142	222	12	17	47	114
Côte d'or	15,4	11,7	75	60	535	39	114	246	39	37	76	74
Côtes du Nord	8,1	6,8	47	48	34	11	104	90	46	49	72	62
Creuse	12,2	9,9	61	65	572	16	120	130	21	21	37	40
Dordogne	11,1	8,9	81	96	684	15	121	209	29	36	61	79
Doubs	19,8	18,8	53	58	258	73	118	292	46	47	72	77
Drôme	13,2	11,7	68	88	696	21	113	202	45	42	67	100
Eure	22,2	22,5	96	90	479	62	113	291	39	40	60	66
Eure et Loir	13,3	18,9	88	90	445	58	111	324	35	34	51	50
Finistère	9,0	6,2	61	63	139	10	117	128	48	44	69	93
Gard	10,1	7,7	74	75	429	14	119	181	30	36	82	107
Garonne (Haute)	13,0	14,6	57	62	579	27	114	141	43	38	71	78
Gers	8,4	9,9	76	85	795	9	110	91	28	31	62	79
Gironde	23,5	18,4	80	77	653	37	122	139	38	42	107	138
Héraul	10,3	11,2	66	76	274	22	121	202	39	42	133	112
Ille et Vilaine	6,4	7,9	50	53	74	16	116	131	57	53	102	85
Indre	15,0	15,3	84	86	372	30	107	190	28	31	41	51
Indre et Loire	12,6	12,8	84	86	283	27	113	223	37	36	60	58
Isère	10,0	7,7	66	56	773	34	120	181	43	46	197	90
Jura	11,3	11,3	61	69	578	45	118	368	50	48	88	124
Landes	21,3	19,6	63	72	502	22	110	95	25	31	56	64
Loir et Cher	15,7	15,8	84	82	500	41	109	240	32	31	58	45
Loire	12,0	9,7	63	59	674	39	116	299	41	41	63	63
Loire (Haute)	7,6	8,3	50	60	755	16	109	166	25	27	73	60
Loire Inférieure	9,6	9,7	53	53	70	29	116	208	42	39	79	107

Départements français. — Natalité illégitime, nuptialité et mortinatalité comparées en 1856—65 et 1874—83.
Contrats de Mariages et Legitimations. (Suite.)

Départements	Natalité illégitime		Nuptialité		Contrats de mariage et légitimations				Mortinatalité			
					1874—83	1874—83	1874—83	1874—83	Légitime		Illégitime	
	en 1856—65 d'après le Dr. Bertillon père. Sur 1000 femmes non mariées de 15 à 50 ans, combien de naissances vivantes en un an?	en 1874—83 d'après le Dr. Jacques Bertillon. Sur 1000 femmes non mariées de 15 à 50 ans, combien de naissances (mort-nés inclus) en un an?	Sur 1000 femmes non mariées de 15 à 50 ans, combien de mariages en un an?		Sur 1000 mariages, combien avec contrat de mariage?	Sur 1000 mariages, combien sont légitimateurs d'enfants?	Combien d'enfants sont légitimés par 100 mariages?	Pour 1000 naissances vivantes illégitimes, combien d'enfants légitimés?	Sur 1000 naissances légitimes (mort-nés inclus), combien de mort-nés?		Sur 1000 naissances illégitimes (mort-nés inclus), combien de mort-nés?	
			en 1856—65	en 1874—83					1856—64	1874—83	1856—64	1874—83
Loiret	22,4	22,2	80	83	560	63	143	354	32	32	56	46
Lot	6,8	6,1	65	75	698	13	113	196	26	27	94	92
Lot et Garonne	8,1	7,8	101	103	841	12	112	191	37	39	71	78
Lozère	11,3	9,7	54	56	711	15	107	100	32	32	45	84
Maine et Loire	9,2	10,9	65	66	139	32	123	151	42	41	98	83
Manche	11,5	12,8	51	66	629	36	116	232	42	42	72	70
Marne	26,4	24,3	78	66	280	70	124	265	50	42	92	111
Marnè (Haute)	11,5	21,5	76	64	124	43	115	338	43	44	49	66
Mayenne	9,0	8,8	60	61	100	46	113	252	48	48	67	101
Meurthe et Moselle	«	16,6	«	69	130	58	125	338	«	46	«	106
Meuse	11,7	12,0	73	77	167	47	116	383	42	43	77	84
Morbihan	6,0	7,4	50	54	29	21	108	173	46	47	73	69
Nièvre	15,8	12,9	95	99	274	22	112	203	27	31	77	68
Nord	26,6	28,7	62	61	341	134	123	375	45	44	65	65
Oise	21,7	22,2	101	92	273	51	122	372	30	39	66	65
Orne	13,9	8,5	59	65	515	24	120	238	37	39	85	59
Pas de Calais	25,3	27,7	73	63	462	132	121	384	36	37	52	60

Puy-de-Dôme	6,5	6,5	66	69	745	14	118	186	39	41	77	82
Pyrénées (Basses)	14,1	13,8	44	48	442	32	126	152	17	21	39	46
Pyrénées (Hautes)	13,4	11,9	42	52	475	29	114	156	30	35	57	60
Pyrénées orientales	15,4	11,9	68	74	147	25	129	214	32	38	78	90
Rhin (Haut)	«	16,7	«	51	156	77	129	342	«	42	«	106
Rhône	28,8	21,8	59	58	544	63	121	218	55	57	96	97
Saône (Haute)	17,4	15,5	62	67	140	66	117	366	44	41	61	55
Saône et Loire	14,0	12,9	85	84	560	84	112	264	42	41	66	61
Sarthe	14,7	15,8	79	82	371	45	111	280	49	45	63	62
Savoie	8,8	7,9	47	45	288	21	120	160	64	64	115	96
Savoie (Haute)	12,3	11,2	47	54	166	29	112	167	55	62	75	62
Seine	65,0	45,6	67	57	182	117	138	220	62	61	83	85
Seine Inférieure	27,1	31,3	55	62	309	84	121	217	44	41	64	73
Seine et Marne	19,5	16,1	107	89	313	56	118	392	34	33	59	60
Seine et Oise	22,2	18,1	93	76	252	67	129	387	36	38	78	66
Sèvres (Deux)	12,7	9,3	70	82	254	27	111	278	27	29	41	47
Somme	24,4	28,4	74	72	401	121	119	380	42	43	66	63
Tarn	7,2	6,0	71	70	520	10	113	145	37	41	61	63
Tarn et Garonne	7,1	6,1	93	101	725	8	108	150	43	45	71	82
Var	12,6	10,1	82	69	184	25	125	242	41	41	81	96
Vaucluse	12,4	10,5	67	66	345	22	123	185	48	51	66	98
Vendée	6,6	8,0	63	83	106	17	110	205	32	34	60	52
Vienne	12,0	12,1	84	83	186	13	113	192	31	34	58	64
Vienne (Haute)	16,9	14,6	82	88	534	14	128	117	33	34	51	80
Vosges	21,2	17,6	64	65	93	73	119	345	59	59	80	80
Yonne	12,4	12,4	92	87	487	37	112	326	35	32	68	95
France	18,2	17,5	66	67	391	49	123	252	41	42	75	78

CONCLUSIONS.

I. Du degré de fréquence des naissances illégitimes.

1° Deux rapports peuvent être calculés pour apprécier la fréquence des naissances illégitimes; l'un que nous appelons *natalité illégitime* répond à la question suivante : *sur 1000 femmes non mariées, combien de naissances illégitimes en un an?* (on peut préciser davantage, en ne prenant pour terme de comparaison que les femmes fécondables soit de 15 à 50 ans); l'autre que nous appelons l'*illégitimité* répond à la question suivante : *sur 1000 naissances* (mort-nés compris), *combien d'illégitimes?* Il arrive souvent que l'on fasse ce calcul sans y comprendre les mort-nés.

2° Les pays dans lesquels la fréquence des illégitimes est faible sont les Pays-Bas, la Suisse, l'Irlande, la Grèce, la Russie et ceux des États-Unis dont les chiffres nous sont connus. Elle est élevée en Saxe, Thuringe, Bavière, Wurtemberg, Autriche, Hongrie, Suède et Danemark. Elle est moyenne dans les autres États.

3° La fréquence des naissances illégitimes ne dépend pas de la législation qui concerne les enfants illégitimes.

4° Elle tend à diminuer dans la plupart des pays de l'Europe.

5° Elle ne paraît pas être en rapport avec la fréquence des mariages.

6° Elle est moindre dans un certain nombre de régions où l'âge au mariage est peu élevé.

Schlussergebnisse:

I. Mass der Häufigkeit der unehelichen Geburten,

1. Zwei Beziehungen können berechnet werden, um die Frequenz der unehelichen Geburten zu bewerthen; die eine, welche wir „uneheliche Geburtenfrequenz" nennen, entspricht der Frage: auf 1000 unverheiratete Frauen wie viele uneheliche Geburten in einem Jahre? (man kann noch präciser sein, indem man als Vergleichsgrenze nur die gebärfähigen Frauen, z. B. von 15—50 Jahren nimmt); die andere, welche wir „Unehelichkeit" nennen, entspricht der Frage: auf 1000 Geburten (inclusive Todtgebornen) wie viel Uneheliche? Oft wird diese Berechnung ohne Einbeziehung der Todtgebornen gemacht.

2. Die Länder, in welchen die Frequenz der Unehelichen gering ist, sind: die Niederlande, die Schweiz, Irland, Griechenland, Russland und jene der Vereinigten Staaten, deren Zahlen wir kennen. Gross ist sie in Sachsen, Thüringen, Bayern, Würtemberg, Oesterreich, Ungarn, Schweden und Dänemark. In den anderen Staaten ist sie mittelgross.

3. Die Frequenz der unehelichen Geburten hängt nicht von der die Unehelichen betreffenden Gesetzgebung ab.

4. Sie zeigt eine abnehmende Tendenz in den meisten Staaten Europas.

5. Sie scheint mit der Trauungsfrequenz nicht in Beziehung zu sein.

6. Sie ist geringer in einer gewissen Anzahl von Gegenden, wo das Heiratsalter tief steht.

7° Elle n'est pas en rapport avec la fécondité légitime.

8° C'est de 25 à 30 ans que la fécondité des femmes non mariées atteint son maximum.

9° En Autriche, 1 aîné légitime est suivi en moyenne de 5,2 puînés, tandis que 1 aîné illégitime n'est suivi, en moyenne, que de 1,2 puînés. Ce qui prouve que même en ce pays, où les naissances illégitimes sont fréquentes, les filles évitent de se mettre plusieurs fois en cas de concevoir.

On ne voit pas d'ailleurs que (les villes mises à part) la *quantiparité* des filles dans une province autrichienne soit en rapport avec la grandeur de la natalité illégitime.

10° Si la fréquence des garçons parmi les illégitimes est dans tous les pays moindre que parmi les légitimes, cela tient sans doute à la règle précédente combinée à la suivante : „*Les premiers nés illégitimes donnent* (contrairement aux premiers nés légitimes) *moins de garçons que la moyenne générale des naissances.*"

11° La gémellité (proportion des naissances doubles) des illégitimes est la même que celle des légitimes.

II. Reconnaissances d'enfants illégitimes et légitimations.

12° Il est important de distinguer parmi les enfants reconnus ceux qui sont reconnus par la mère seulement de ceux qui sont reconnus par le père.

7. Sie hat keine Beziehung zur ehelichen Geburtenfrequenz.

8. Das Maximum der Fruchtbarkeit unverheirateter Frauen liegt in dem Lebensalter von 25—30 Jahren.

9. In Oesterreich folgen auf einen ehelichen Erstgeborenen im Durchschnitt 5,2 Spätergeborene, auf einen unehelichen nur 1,2. Das beweist, dass sogar in diesem Staate, wo die uneheliche Geburtenfrequenz so gross ist, die Mädchen es vermeiden, sich mehrere Male der Conception auszusetzen.

Was die Anzahl der Niederkünfte anlangt (von den Städten abgesehen), so sieht man nicht, dass dieselbe bei den Mädchen irgend einer österreichischen Provinz in Beziehung zur Höhe der unehelichen Geburtenfrequenz sei.

10. Wenn die Häufigkeit der Knabengeburten unter den Unehelichen in allen Ländern geringer ist als unter den Ehelichen, so beruht das offenbar auf der Combination der eben erwähnten Regel mit der folgenden: „Unter den unehelichen Erstgeborenen sind (im Gegensatze zu den ehelichen) weniger Knaben, als der allgemeine Durchschnitt bei den Geburten beträgt".

11. Die Häufigkeit der Zwillingsgeburten ist bei Ehelichen und Unehelichen dieselbe.

II. Anerkennungen der unehelichen Kinder und Legitimationen.

12. Es ist wichtig, unter den anerkannten Kindern jene zu scheiden, welche nur von der Mutter, von jenen, welche vom Vater anerkannt sind.

13° Il est important de relever le nombre des enfants légitimés et leur âge. Faute de ce renseignement, on ne peut calculer exactement la mortalité des enfants par etát civil.

14° Les légitimations augmentent de fréquence en Belgique et en France.

15° En Belgique, dans les Pays-Bas, à Paris (et sans doute aussi en France), les parents légitiment aussi volontiers une fille qu'un garçon.

16° Le fait d'être reconnu double pour un enfant la probabilité d'être légitimé ultérieurement, et outre qu'on légitime plus souvent les enfants reconnus, on les légitime plus vite.

17° Environ un tiers des enfants légitimés en Belgique et dans les Pays-Bas le sont dans la première année de leur vie. A Paris, les légitimations sont un peu plus tardives.

18° Les chiffres néerlandais de 1865 ressemblent beaucoup aux chiffres belges.

19° A Paris, sur 1000 nés illégitimes 244 sont reconnus au moins par leur père, et 89 sont légitimés sans avoir été reconnus antérieurement. Ainsi un tiers environ des enfants illégitimes reçoivent l'assistance légale de leur père.

20° En France, les légitimations sont un peu plus fréquentes dans les campagnes (281) que dans les villes (246, non compris le département de la Seine).

21° En France il est rare qu'un mariage légitime plus d'un enfant. 100 mariages légitiment 123 enfants.

13. Es ist wichtig, die Zahl und das Alter der legitimirten Kinder zu erheben. Ohne diese Erhebung kann man keine exacte Berechnung der Mortalität nach dem Civilstande vornehmen.

14. Die Legitimationen nehmen in Belgien und Frankreich an Häufigkeit zu.

15. In Belgien, den Niederlanden und Paris (gewiss auch in Frankreich) werden von den Eltern ebenso gerne Knaben wie Mädchen legitimirt.

16. Die Thatsache der geschehenen Anerkennung verdoppelt für ein Kind die Wahrscheinlichkeit, später legitimirtirt zu werden, auch werden die anerkannten Kinder nicht nur öfter, sondern auch schneller legitimirt.

17. Ungefähr $\frac{1}{3}$ der legitimirten Kinder in Belgien und in den Niederlanden werden im ersten Lebensjahre legitimirt. In Paris sind die Legitimationen etwas zögernder.

18. Die niederländischen Ziffern von 1865 haben viele Aehnlichkeit mit den belgischen.

19. In Paris kommen auf 1000 unehelich Geborene 244 mindestens von ihrem Vater Anerkannte, und 89 werden ohne vorhergehende Anerkennung legitimirt. So erhält ungefähr $\frac{1}{3}$ der Unehelichen die gesetzliche Unterstützung ihres Vaters.

20. In Frankreich sind die Legitimationen auf dem Lande etwas häufiger (281) als in den Städten (246, das Departement Seine nicht inbegriffen).

21. In Frankreich legitimirt eine Ehe selten mehr als ein Kind. 100 Ehen legitimiren 123 Kinder. Dieses

Cette proportion est un peu moindre dans les campagnes (115) que dans les villes secondaires (125) et qu'à Paris.

22° A Paris, plus il y a de contrats de mariage au moment du mariage (c'est-à-dire plus la population est généralement aisée), moins il y a de légitimations, sans doute parce que dans ce cas les deux parents appartiennent souvent à des classes sociales trop différentes pour vouloir se marier. Cette règle ne se vérifie qu'imparfaitement pour le reste de la France, car en Bretagne il y a peu de contrats et peu de légitimations. Dans le Midi, au contraire, il y a souvent des contrats de mariage, mais il y a assez rarement des légitimations.

23° En France, la *probabilité de légitimation* d'un enfant augmente avec la natalité illégitime, ainsi que le montre l'analyse par départements. La France se divise sous ce rapport en deux régions limitées approximativement par une ligne qui partirait de la limite de la Normandie et de la Bretagne, soit du Mont St. Michel pour aboutir à Lyon et de là à Genève. Au nord-est de cette ligne, les naissances illégitimes sont nombreuses, mais les légitimations sont nombreuses *par rapport au nombre des illégitimes*. Ainsi dans l'Aisne, 1000 femmes non mariées de 15 à 50 ans produisent 29 naissances illégitimes (mort-nés compris) en un an, ce qui est plus que la moyenne française (18), mais sur 1000 enfants nés illégitimes, il y en a 359 légitimés ultérieurement, chiffre également supérieur à la moyenne française (252).

Verhältniss ist etwas geringer auf dem Lande (115) als in den Städten zweiten Ranges (125) und in Paris.

22. Je mehr Ehecontracte in Paris im Momente der Eheschliessung geschlossen werden, (d. h. je wohlständiger im Allgemeinen die Bevölkerung ist), desto weniger Legitimationen gibt es, ohne Zweifel, weil in diesem Falle die beiden Eltern oft zwei zu sehr verschiedenen socialen Classen angehören, als dass sie einander heiraten wollten. Dieses Gesetz bestätigt sich im übrigen Frankreich nicht vollständig, indem es in der Bretagne sowohl wenig Contracte als auch wenig Legitimationen gibt. Im Süden dagegen gibt es wieder oft Heiratscontracte, aber ziemlich selten Legitimationsfälle.

23. In Frankreich wächst die Legitimations-Wahrscheinlichkeit eines Kindes mit der unehelichen Geburtenfrequenz, wie die Darstellung nach Departements zeigt. Frankreich theilt sich in dieser Beziehung in zwei Gebiete, welche annähernd durch eine Linie geschieden werden, die von der Grenze der Normandie und der Bretagne beginnt, etwa vom Mont St. Michel, um gegen Lyon und von da gegen Genf zu verlaufen. Im Nordosten dieser Linie sind die unehelichen Geburten zahlreich, aber die Legitimationen sind zahlreich in Folge der Beziehung zur Zahl der Unehelichen. So gebären in Aisne 1000 unverheiratete Frauen von 15—50 Jahren 29 uneheliche Kinder (inclusive Todtgeborene) im Jahre, was mehr als der Durchschnitt für Frankreich (18) ist; aber auf 1000 unehelich geborene

Au contraire, au sud-est de la ligne tracée ci-dessus, les naissances illégitimes sont rares, mais leur légitimation est plus rare encore. Ainsi dans le Lot et Garonne, 1000 femmes non mariées de 15 à 50 ans ne produisent que 8 naissances illégitimes (mort-nés compris) en un an. Mais, sur 1000 enfants nés illégitimes, il n'y en a que 191 qui soient légitimés ultérieurement.

III. De la mortinatalité des illégitimes.

24° La mortinatalité des illégitimes l'emporte sur celle des légitimes dans tous les pays, et cette différence s'observe même dans les pays où la rareté excessive des mort-nés fait supposer que leur difficile comptabilité n'est pas très exactement tenue.

25° Nulle part la différence entre la mortinatalité des illégitimes et celle des légitimes n'est aussi forte qu'en France.

26° Cet excès de mortinatalité, qu'entraîne le fait d'être illégitime est supporté par les filles plus que par les garçons.

27° Cet excès de mortinatalité qui pèse sur les illégitimes n'est pas dû à ce fait déjà mentionné à la conclusion 8 que les illégitimes sont plus souvent premiers nés que les légitimes. Le premier accouchement étant souvent plus long et plus douloureux que les suivants, on pourrait expliquer ainsi que les enfants illégitimes

Kinder kommen 359 später legitimirte, eine Zahl, welche auch den Durchschnitt in Frankreich (252) überragt.

Im Südosten der oben beschriebenen Linie dagegen sind die unehelichen Geburten selten, aber ihre Legitimation ist noch seltener. So gebären in Lot und Garonne 1000 unverheiratete Frauen von 15 bis 50 Jahren nur 8 uneheliche Kinder (inclusive Todtgeborene) im Jahre; aber von 1000 unehelich geborenen Kindern werden nur 191 später legitimirt.

III. Von der Frequenz der Todtgeburten unter den Unehelichen.

24. Dieselbe ist gegenüber jener der ehelichen in allen Ländern höher, und diese Differenz ist selbst in Ländern zu beobachten, wo die besonders geringe Zahl der Todtgeburten vermuthen lässt, dass die schwierige Erfassung derselben nicht exact durchgeführt ist.

25. Nirgends ist diese Differenz zwischen der Mortinatalität der Unehelichen und der Ehelichen so gross als in Frankreich.

26. Diese durch den Umstand der Unehelichkeit bewirkte Steigerung der Mortinatalität wird von den Mädchen besser ertragen als von den Knaben.

27. Dieses Ueberwiegen der Mortinatalität der Unehelichen ist nicht der schon in Punkt 8 erwähnten Thatsache zuzuschreiben, dass die Unehelichen öfter Erstgeborene sind als die Ehelichen. Da das erste Wochenbett oft länger und schmerzvoller als die folgenden ist, könnte man daraus schliessen, dass die unehelichen Kinder

(étant pour la plupart des premiers nés) soient plus souvent mort-nés que les légitimes. La statistique autrichienne de 1851 et celle plus récente de la ville de Berlin montrent que les premiers nés et les puînés illégitimes considérés à part ont les uns et les autres une mortinatalité très exagérée.

La mortinatalité augmente avec l'âge de la mère pour les légitimes comme pour les illégitimes. De cette règle résulte que les derniers nés sont frappés par une mortinatalité au moins égale à celle des premiers nés. L'explication proposée ne doit donc pas être acceptée comme suffisante.

28° En France, la mortinatalité tant des légitimes que des illégitimes est plus forte à Paris que dans les autres villes, et dans celles-ci que dans les campagnes. L'illégitimité exerce partout sa funeste influence, mais c'est surtout dans les campagnes qu'elle exagère la mortinatalité.

29° En France, les départements qui ont une forte mortinatalité légitime ont aussi une forte mortinatalité illégitime, celle-ci plus forte encore que la précédente.

30° En Autriche et à Paris, le fait d'être illégitime augmente même la mortinatalité des jumeaux et n'altère pas d'ailleurs les règles singulières qui régissent la mortinatalité de chaque catégorie de grossesse double.[1])

---

[1]) Voici quelles sont ces règles:

1° Les jumeaux sont frappés par une mortinatalité plus grande que les enfants issus de grossesses simples.

(welche zum grössten Theil Erstgeborene sind) deshalb öfter todtgeboren werden als die ehelichen. Die österr. Statistik von 1851 und die neuere von Berlin zeigen, dass sowohl die erst- wie die spätergeborenen Unehelichen, für sich betrachtet, eine sehr hohe Mortinatalität haben.

Die Mortinatalität nimmt mit dem Alter der Mutter sowohl für die Ehelichen wie für die Unehelichen zu. Aus dieser Regel folgt, dass die Letztgeborenen von einer Mortinatalität betroffen werden, welche zum mindesten jener der Erstgeborenen gleichkommt. Die vorgeschlagene Erklärung darf somit nicht als zureichend betrachtet werden.

28. In Paris ist die Mortinatalität sowohl der Ehelichen wie der Unehelichen grösser als in den anderen Städten Frankreichs und in diesen grösser als auf dem Lande. Die Unehelichkeit äussert überall ihren tödtlichen Einfluss, aber insbesondere auf dem Lande steigert sie die Mortinatalität.

29. In Frankreich haben die Departements mit hoher ehelicher Mortinatalität auch eine hohe uneheliche, diese ist sogar noch höher als die erstere.

30. In Oesterreich und in Paris vermehrt die Thatsache der Unehelichkeit sogar die Mortinatalität der Zwillinge und ändert auch andererseits nicht die Gesetze, welche die Mortinatalität jeder Kategorie der Zwillingsgeburten bestimmen.[1])

---

[1]) Diese Gesetze sind folgende:

1. Die Zwillingsgeburten werden von einer höheren Mortinatalität betroffen als die Einzelgeburten.

31° La misère pouvant, lorsqu'elle est profonde, avoir une action sur le produit de la conception, on peut invoquer son influence pour expliquer la grandeur de la mortinatalité illégitime. On a supposé aussi que cet excès de mortinatalité pouvait être dû à des crimes clandestins et nombreux.

32° Cet excès de mortinatalité des illégitimes se fait sentir à tous les âges du fœtus.

33° La proportion des fœtus ayant ou n'ayant pas respiré est la même pour les illégitimes que pour les légitimes. Or, on sait que généralement les enfants victimes d'un crime ont respiré avant de mourir. Si le crime était un facteur important de la mortinatalité illégitime, la proportion des mort-nés ayant respiré serait plus forte parmi les illégitimes que parmi les légitimes.

34° La proportion des mort-nés ayant respiré est plus forte pendant le 7e mois que pendant le 8e et beaucoup plus forte pendant le 8e que pendant le 9e. Ces règles se vérifient pour les illégitimes comme pour les légitimes, ce qui ne devrait pas

---

2° La mortinatalité est bien moindre lorsque les jumeaux sont de sexes différents que lorsqu'ils sont du même sexe.

3° La mortinatalité est un peu moindre lorsque les jumeaux sont tous deux du sexe féminin que lorsqu'ils sont tous deux du sexe masculin.

Les règles précédentes sont vraies pour les légitimes et pour les illégitimes; mais pour ceux-ci, tous les chiffres sont multipliés par un coefficient commun (environ 1,5).

31. Da die Armuth, wenn sie weitgehend ist, einen Einfluss auf die Frucht der Conception haben kann, kann man diesen zur Erklärung grösserer Mortinatalität der Unehelichen in Anspruch nehmen. Man hat auch angenommen, dass dieses Ueberwiegen der Todtgeburten geheimen und zahlreichen Verbrechen zugeschrieben werden könnte.

32. Dieses Ueberwiegen der Mortinatalität lässt sich bei allen wie immer alten Fötus constatiren.

33. Das Verhältniss der Fötus, welche geathmet und nicht geathmet haben, ist dasselbe bei den Ehelichen und Unehelichen. Nun weiss man aber, dass die einem Verbrechen zum Opfer gefallenen Kinder meist vor dem Tode geathmet haben. Wenn das Verbrechen ein massgebender Factor der unehelichen Mortinatalität wäre, würde der Percentsatz der Todtgeborenen, welche geathmet haben, bei den Unehelichen grösser sein als bei den Ehelichen.

34. Der Antheil der Todtgeborenen, welche geathmet haben, ist grösser während des 7. als während des 8. und viel grösser während des 8. als während des 9. Monats. Diese Regeln bestätigen sich für die Unehelichen wie für die Ehelichen.

---

2. Die Mortinatalität ist geringer, wenn die Zwillinge verschiedenen Geschlechts, als wenn sie desselben Geschlechtes sind.

3. Die Mortinatalität ist etwas geringer, wenn die Zwillinge beide weiblich, als wenn beide männlich sind.

Die vorausgehenden Regeln sind richtig sowohl für die Ehelichen wie für die Unehelichen; aber für diese ist eine Multiplication aller Ziffern mit einem gemeinsamen Coefficienten (etwa 1,5) vorzunehmen.

être si le crime intervenait comme facteur important de l'illégitimité, car on trouverait une proportion anormale de mort-nés de 9 mois ayant respiré.

35° Les femmes mariées pauvres qui vont accoucher dans les hôpitaux de Paris paraissent présenter une mortinatalité au moins égale à celle des filles-mères. Les filles-mères qui accouchent à domicile ont une mortinatalité inférieure à celle des filles-mères plus pauvres qui vont accoucher à l'hôpital, quoique celles-ci soient surveillées.

Les conclusions 31, 32, 33, 34 et 35 indiquent que l'excès de la mortinatalité des illégitimes doit être attribué à l'état misérable des filles-mères plutôt qu'à des crimes.

was wohl nicht der Fall wäre, wenn das Verbrechen als massgebender Factor bei den Unehelichen in Betracht käme, da man einen anormalen Antheil der Todtgeborenen von 9 Monaten, welche geathmet haben, finden müsste.

35. Die verheirateten armen Frauen, welche in die Pariser Spitäler zur Entbindung gehen, scheinen eine mindestens gleiche Mortinatalität darzustellen wie die ledigen Mütter. Die ledigen Mütter, welche in ihrer Wohnung entbinden, haben eine geringere Mortinatalität als jene der ärmeren ledigen Mütter, welche in das Spital entbinden gehen, obwohl diese überwacht werden.

Die Schlussfolgerungen unter 31, 32, 33, 34 und 35 besagen, dass das Ueberwiegen der Mortinatalität der Unehelichen eher der elenden Lage der ledigen Mütter als Verbrechen zuzuschreiben ist.

www.ingramcontent.com/pod-product-compliance
Ingram Content Group UK Ltd.
Pitfield, Milton Keynes, MK11 3LW, UK
UKHW021125140726
13695UKWH00004B/1717